JN047452

The Project Design Guide for Carers

ケアする人のための

プロジェクトデザイン

地域で「何かしたい!」と思ったら読む本

西上ありさ
Arisa Nishigami

医学書院

Arisa Nishigami

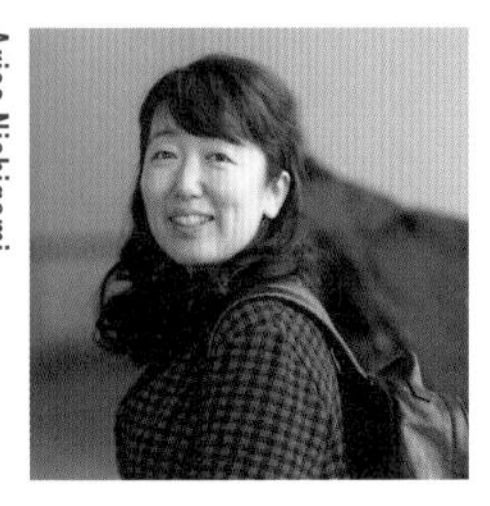

西上ありさ

株式会社studio-L
東京事務所代表。
コミュニティデザイナー。

1979年、北海道生まれ。早稲田大学公共経営大学院修士課程修了。studio-Lの創立メンバー。

「海士町総合振興計画」「studio-L伊賀事務所」「しまのわ2014」でグッドデザイン賞、「親子健康手帳」でキッズデザイン賞などを受賞。共著に『コミュニティデザインの仕事』(ブックエンド)、『地域を変えるデザイン』(英治出版)、『社会的処方 — 孤立という病を地域のつながりで治す方法』(学芸出版社)などがある。

ケアに関わる主な仕事は、北海道沼田町の「歩いて暮らせるコンパクトタウンづくり」(2013年)、石川県野々市市の市民参加型地域包括ケアシステムガイドブック「ののいち日和」および北海道根室市根室別院「日の出カフェ」(共に2015年)、秋田県秋田市エイジフレンドリーシティのエキシビション「2240歳スタイル」と「年の差フレンズ部」(2016年)、神奈川県横浜市「O！MORO LIFE PROJECT」、「Co-Minkanプロジェクト」、「社会的処方研究所」設立支援(すべて2017年)、厚生労働省事業「介護・福祉のこれからを考えるデザインスクール」およびエキシビション「おいおい老い展」(2018年)、神奈川県藤沢市のフレイル予防事業「ステイホームダイアリー」、シニアのための「スマホハンドブック」(2019〜2021年)など。

ケアする人のためのプロジェクトデザイン
—地域で「何かしたい！」と思ったら読む本

発行　2021年12月15日　第1版第1刷©

著者　西上(にしがみ)ありさ

発行者　株式会社　医学書院
代表取締役　金原　俊
〒113-8719　東京都文京区本郷1-28-23
電話　03-3817-5600(社内案内)

印刷・製本　三報社印刷

ISBN978-4-260-04900-9

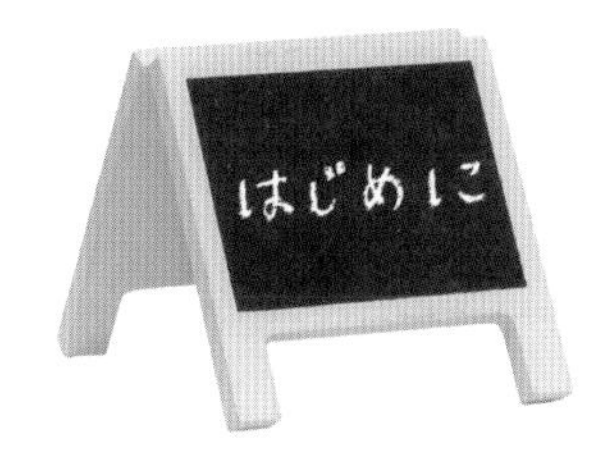

こんにちは、西上ありさです。職業はデザイナーです。モノのデザインもたまにしますが、ほとんどの仕事では、「コミュニティデザイン」という手法を使って、地域の課題を住民参加で楽しく解決するプロジェクトを運営しています。

私は、studio-Lというデザイン事務所に所属しています。一般的にデザイナーは、モノや空間、建築、サービスなどを美しく快適につくることに関わってきましたが、私たちコミュニティデザイナーは「モノをつくらないデザイナー」として、人々の感性に訴えかける「参加の場」や「参加の機会」を手がけてきました。

この16年間くらいは、行政と一緒にまちの計画を立てて実行すること、衰退する商店街を活性化すること、人口が減って高齢化率が高い集落を元気にすること、やりすぎた公共事業をやめることなど、多岐にわたる地域の課題に取り組んできました。特に近年は、医療・介護・福祉などケア分野から仕事の依頼をいただくことが増えており、グラフィックデザイン、プロダクトデザイン、サービスデザイン、コミュニティデザインなど、あらゆるデザインを使って現場をお手伝いしています。

とはいえ、最初から、デザイナーとしてケアの分野に関わることに自信があったわけではないのです。まちづくりの課題に向き合う中で、子どもや医療・介護・福祉などケアに関わることは、「それ、私の問題！」と思って頭から離れませんでした。それなのに「デザイナーの私に何ができるの？」と感じてしまう自分もいて、もやもやするばかりでした。

そんな私に転機が訪れたのは、2013年10月のことでした。東京ビッグサイトで開催された医療・福祉製品の大規模展示会「HOSPEX Japan」の片隅で、「メディカルタウンの作り方 ― これからの医療対応とまちづくり」というテーマのシンポジウムがありました。ゲストは、訪問看護師で「暮らしの保健室」を日本で最初につくった秋山正子さんと、ホームホスピス「かあさんの家」をつくった市原美穂さんと、コミュニティデザイナーの私。雨の降る寒い日だったせいか、観客は数名だけでした。そのおかげもあって、カフェでおしゃべりするようなリラックスした雰囲気のシンポジウムとなりました。

特に印象的だったことが2つあります。1つは秋山さんが使った「ケアリング」という言葉。私なりに要約すると「ケアの現場で働く、お互いによくなろうとする力」のことだそうです。この力が生まれるには、サービスとしてのケアだけでなく、その環境や建築、インテリアなども影響すると、看護師である秋山さんが語っていたのです。「ケアの現場にデザイナーが関わる余地があった！」と思って、とてもうれしくなったことを覚えています。もう1つは市原さんが、ご自身を「主婦のようなもの」、かあさんの家を「自宅のようなサービスを提供する場所」と紹介したことです。私自身、主婦でもありますから、市原さんの堂々とした姿と一貫した思想に深く共感しました。今までの経験と大好きなデザインを組み合わせて、ケアに関わる仕事ができるかもしれないと思えた瞬間でした。

本書は、医療・介護・福祉などケアの仕事に携わる専門家の皆さんに向けて、「プロジェクト（活動）のデザイン」をお伝えする本です。「今いる地域の課題を解決したい！」「医療機関や施設など従来の枠組みにとらわれずに、自分の得意分野や好きなことを活かしながらケアの専門性を発揮したい！」と考えるケアの専門家たちから相談を受け、支援してきた経験に基づいています。チェックリストやWORKも織り交ぜながら、これまで私が関わったプロジェクトや事例の写真をふんだんに使い、ケアの専門家が住民と一緒になって地域で楽しく活動する姿が具体的にイメージできるようにつくりました。WORKなどで用いるシートやカードは、本書のウェブサイトからダウンロードできます。

この本は、読んで、書いて、どんどん使ってください。ケアの専門家の皆さんが抱く「何かしたい！」という思いが、カタチになる日を心から楽しみにしています。また、たくさんのケアの専門家の皆さんが、地域に出て楽しくチャレンジする社会になるといいなと思っています。過不足は多々あるかもしれませんが、面白がって読んでいただければ幸いです。

WORKシート・カードのダウンロードはこちらから

https://www.igaku-shoin.co.jp/book/detail/109074

CONTENTS

デザイン 金子英夫(テンテツキ)
イラスト 鳥居塚祥蔵(オフタリ)
写真 木村直軌、studio-L

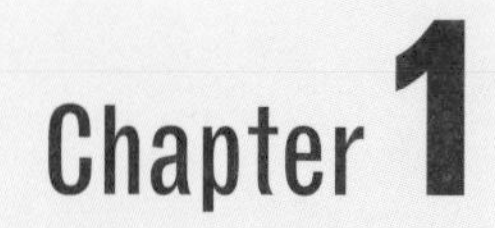

医療・介護・福祉の専門家が地域で活動するために

準備しておきたい 2 STEPS

共感による課題解決を目指そう

コミュニティデザイナーの山崎亮は、人々を動かし社会課題を解決する道筋が3つあると述べています[*1]。1つ目は、補助金を出したり税制面で優遇したりするなど、経済的な見返りを用意することで人々のモチベーションを高める「経済的に解決する道」。2つ目は、法律や条例などのルールをつくり、それを破った場合に不利益を課すことで人々の意識や行動を方向づける「制度的に解決する道」。これまでの社会課題はこのどちらかで解決されることが多かったけれど、読者の皆さんもご存知のように、まだまだ解決されていない課題が私たちのまわりにたくさんあります。そのような課題こそ、3つ目の「共感によって解決する道」が適している、と山崎は言います。

それは「火をおこすのって楽しい！」「釣りについて語るなら誰にも負けない！」「みんなでイベント会場の飾り付けをする写真ってインスタ映えする！」というように、人々がポジティブな気持ちで行動したり参加したりする場や機会をつくり出し、そこで生まれる共感を通して人々が行動を起こすことで、社会課題が解決されていく道です。

地域や組織など身のまわりにある課題を見過ごさず、それを解決しようと動き出した医療・介護・福祉の専門家の皆さんには、ぜひこの3つ目の道を歩むことをおすすめしたいと思います。それは、ケアの分野にも、地域という場にもぴったりの方法だからです。

共感と対話が人々の行動を生み出す

どうして共感によって課題が解決するのでしょうか？　ケア分野でもおなじみの「エンパワーメント」の概念を提唱した、パウロ・フレイレの言葉を借りて説明しましょう。

フレイレは主著『被抑圧者の教育学』の中で、人々が生活や社会を変える力を自らの内に見出し、行動するためには、対等な関係性とそこで生まれる対話が重要であると強調しています。「共に生きること、共感すること、それこそが本来の意味でコミュニケーション」と述べているように[*2]、共感と対話はセットなのです。共感することで、お互いの考えを伝え合う関係が生まれ、そのようなコミュニケーションによって共有された意識から、世界を変えうるような行動が生まれるとフレイレは考えました。

つまり「共感によって課題を解決する道」とは、「エンパワーメントを通して、当事者が自ら課題を解決する道」にほかなりません。地域の課題の当事者は、その地域の生活者たちです。そこにはケアする人もケアされる人も含まれています。そして地域におけるケアの課題は、ケアされる人の参加なしには解決しないでしょう。だからこそ、共感がポイントになるのです。

共感が参加を呼び、参加が課題解決につながる

「あの活動は楽しそう！」という共感が「参加したい！」という行動になり、「今日は楽しかった」という実感から「自分も何かやってみようかな」というアクションが生まれます。そのような共感を生む準備から、地域での活動をスタートしましょう。

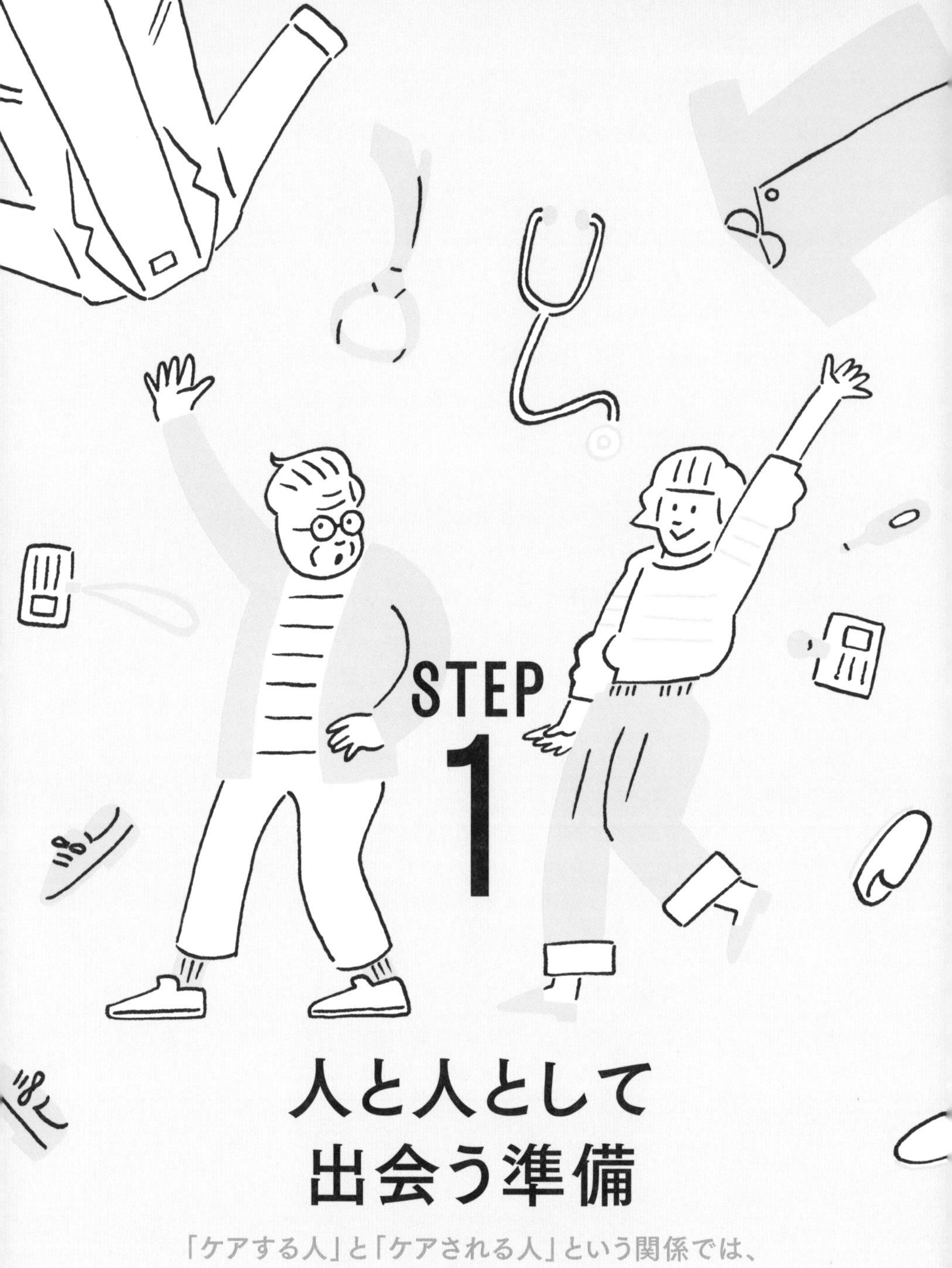

人と人として出会う準備

「ケアする人」と「ケアされる人」という関係では、
共感が生まれにくくなります。
対等な関係を築く準備から始めましょう。

自分の「共感ポイント」を見つけよう

それでは、共感を生むための準備を始めていきましょう。まず、自分は他者からどう見られているのか、他者から共感されるポイントはどこにあるのかを探していきます。

共感を生むきっかけとして、私が注目しているポイントは3つあります。1つ目は「ゆるさ」、2つ目は「かわいさ」、そして3つ目のポイントは「ゆるカワ」もしくは「ゆるキャラ」です。

「ケアの専門家なのにゆるキャラ⁉」と思うかもしれませんが、医療機関や施設とは異なる「地域」という場では、いつもと違うありようが求められます。従来と違う角度から、あなたやチームメンバーの資源や力を引き出し、使えるように準備することが目的です。あなたの今までの人生経験からつくられた「課題を解決する力」を再確認しましょう。

おおらかさを表す「ゆるい」

どこか隙のある
親しみやすさ

物理的に余裕がある意味で使われる「ゆるい」という言葉には、ネガティブな感情を伴う「厳しさがない。いいかげんである。てぬるい」という意味と、ポジティブな感情を伴う「寛大である。おおらかである」という意味があります。現代的かつ日常的には、直線的でないもの、笑えるもの、親しみやすいもの、思わず「惜しい！」と言ってしまうもの、誰にでもわかりやすいものに使われることが多いようです。近寄りがたいような美や崇高といったイメージとは対極にあります。

「ゆるさ」の具体的なイメージを考えてみましょう。たとえば鳥獣戯画など、日常風景や身近な動物を描いた日本美術は「ゆるい」、バチカン市国にあるシスティーナ礼拝堂などルネサンスの巨匠・ミケランジェロの作品は「ゆるくない」。喜劇王チャップリンのサイズの合っていないモーニング姿は「ゆるい」、英国諜報員の活躍を描いた映画007シリーズで、主人公がビシッと決めたタキシード姿は「ゆるくない」。なんとなくつかめたでしょうか？

それではあなたの中にはどんなゆるさがあるのか、チェックしてみましょう。

☑CHECK 1

あなたに備わっているゆるさとは？

「ゆるい」という言葉には、「いいかげんである、てぬるい」などネガティブな心情を伴う意味と、「物理的に余裕がある、寛大である、おおらか」などのポジティブな心情を伴う意味があります。ポジティブな意味で、あなたの「ゆるさ」をチェックしてみましょう。

Q 誰にでも親しみやすい何かを持っていますか？
Q（演出でもいいので）思わず声をかけたくなる「隙」がありますか？
Q 上記2つはほかの人にとって魅力的に見えるでしょうか？

肯定的に受け止めていることを表す「かわいい」

次に「かわいさ」について見ていきましょう。ここでも辞書的な意味ではなく、現代的かつ日常的な使われ方に注目します。

歴史研究者の四方田犬彦は、「かわいい」の反対語は「美しい」であると分析しています*3。これまでさまざまな文化圏において、「美しい」絵画や彫刻などの造形作品が数多く生み出されてきました。それらの作品の多くは、権力者の政治的・宗教的偉大さを表現するものであり、「美しさ」は他者を圧倒し、権力を誇示するための道具でした。

その反対である「かわいさ」とは、人にどんな印象を与えるものでしょうか？　親しみやすさや、どこかコミカルな雰囲気を感じさせる、庶民的なものといえるのではないでしょうか。造形的には、丸みを帯びているもの、小さいものなども当てはまりそうです。

庶民的で魅力的

また、人が「かわいい！」と言うときには、「好き！」という本人の価値判断が含まれている場合があり、会話の潤滑油として使われることもあります。こうした表現は外国語に置き換えることが難しく、海外でも「kawaii」と表記されることから、日本特有のものであるといえます。

あなたの中では、どんな部分が「かわいい」といえるでしょうか。チェックしてみましょう。

CHECK 2

あなたに備わっているかわいさとは？

「かわいい」には、庶民的で親しみやすいもの、笑えるものを、肯定的に捉える気持ちがあります。あなたのかわいさをチェックしてみましょう。

Q あなたに丸みのある部分、小さい部分はありますか？

Q あなたの笑えるところ、親しみやすいところはありますか？

Q 上記以外でも、ほかの人から「かわいい！」と肯定的に受け止めてもらった経験がありますか？

親しみやすくて肯定的なことを表す「ゆるカワ」

ここまで「ゆるさ」と「かわいさ」について見てきました。近年、しばしば目にする造語「ゆるカワ」は、この「ゆるい」と「かわいい」を兼ね備えた状態を表現しています。

この言葉はファッションについて使われることが多いですが、キャラクターやイラストやデザインのテイストを表すだけでなく、ゆるカワな写真の撮り方、ゆるカワフード、ゆるカワな生き物、ゆるカワ投資など、ライフスタイルや資産運用にまで広く応用されているようです。

では、「ゆるカワ」とはどんなものを表す表現なのでしょうか。女性の「ゆるカワファッション」は、オーバーサイズで、柔らかい素材を使ったファッションを指します。太って見え、だらしない印象を与えるリスクがありますが、うまく取り入れると、かえって華奢に見えるだけでなく、自宅などでリラックスしている雰囲気を醸し出すことができます。自分自身の着心地がよく楽であることを重視しており、「かわいさ」のために無理をしない、頑張りすぎないファッションでもあります。その背景には、頑張りすぎない人やモノの方が周囲を疲れさせず気持ちを和ませるという、周囲への配慮もあるでしょう。「カワ」という言葉には、「かわいい」ということだけでなく、「ゆるい」ことを肯定的に捉える意図も含まれていそうです。

見た目だけでなく
何にでも使える概念

このことから、「物理的にも精神的にもゆとりがあり、無理をしていないがよい印象がある」という意味が読み取れます。「ゆるカワ」は、現代社会の生きづらさを乗り越えるために編み出された、ゆるくない技とセンスの結晶かもしれません。

あなたの中にも、そんな「ゆるカワ」があるでしょうか？チェックしてみましょう。

頑張りすぎないことが
周囲の気持ちを和ませる

☑CHECK 3

あなたに備わっているゆるカワポイントとは？

「ゆるカワ」には、「ゆるさ」と「かわいさ」だけでなく、周囲を緊張させたり疲れさせたりしない配慮が含まれています。現代社会の生きづらさを乗り越えるために、あなたが自分の工夫とセンスを使って「意図したゆるカワ」を実践しているところがあるでしょうか。

- Q 周囲を緊張・疲れさせないためにどんな工夫をしていますか？
- Q 周囲を緊張・疲れさせないために使っている、モノやツールはありますか？
- Q 周囲の人に、自分にゆるカワな部分がないか聞いてみましょう。

ネガティブ要素をポジティブに変換する「ゆるキャラ」

「ゆるカワ」の展開の1つとして、漫画家のみうらじゅんの命名した「ゆるキャラ」にも注目しておきましょう。命名当時、みうらが想定したのは「よくできてなくて所在なさげに現場に立って」いる「ワケわかんないキャラ」で「子どもも怖がって集まんない」けど「もう郷土愛てんこ盛りがトゥーマッチで笑える」ような存在でした[*4]。この場合の「ゆるい」は、「ダサい・ズレている・奇妙な」というネガティブな意味です。面白おかしくメディアに取り上げられているうちに人気が出てしまい、2000年代後半から数年「ゆるキャラブーム」と呼ばれる社会現象となりました。

奇妙なキャラクターが、なぜ「かわいい！」ともてはやされたのでしょうか。「かわいい」の語義の1つに「あわれで、人の同情をさそうようなさまである」とあるため、人気のないキャラクターに対する「痛ましくて見るに忍びない」という同情を「かわいい」と表現したのでしょうか？

しかしゆるキャラ熱をよく観察すると、もっと明るいエネルギーに満ちていることに気が付きます。みうらは、「面白がる」という姿勢を、「一見ネガティブな要素を笑いというポジティブな価値に転換する行為」と分析しています。つまり「全力でズレていること」を「笑えること」にできれば、「ゆるキャラ」としてポジティブな価値に転換できるのです。

万人受けはしなくても
誰かの心に確実に刺さる

いわゆる「かわいい」からは外れており、万人受けはしないかもしれません。でも、誰かの「ゆるカワ」にはなり得ます。自分を面白がることによって、周囲にも面白がってもらい、新たな自分の資源（魅力）が発見できるように、チェックしてみましょう。

☑CHECK 4

あなたに備わっているゆるキャラ的要素とは？

ゆるキャラには奇妙さやアンバランスさがあるが、特定の人たちに面白がってもらえる価値が含まれています。「いい」「悪い」以外の「そうじゃない世界」があることを意識し、自分の中に「全力でズレているところ」がないかチェックしてみましょう。

Q 周囲の人に思わず笑われてしまった出来事や経験はありますか？

Q 周囲の人から、「大きくズレている」と指摘されたことはありますか？

Q 自分の持っているネガティブな部分で、「面白がる」ことができる点はありますか？

これまで見てきた「ゆるさ」「かわいさ」「ゆるカワ」「ゆるキャラ」には、共通点があります。手ぬるかったり、小さかったり、だらしなく見えたり、アンバランスだったりするという、ともすればネガティブに思われる要素を含みながらも、それらがむしろポジティブな価値を生み出すという点です。自分の中にそれらの要素を見出したあなたは、専門家である自分もまた、ネガティブに捉えうる要素を持つ1人の人間であること、しかしそれこそが人に「親しみやすい」と思われたり、肯定的に捉えられたりする点であると気が付いたのではないでしょうか。「ゆるさ」「かわいさ」「ゆるカワ」「ゆるキャラ」は、他者から共感されるポイントであるだけでなく、自分が他者に共感するための視点でもあります。

やってみよう！

WORK 1 自分を知る

あなたのゆるいところ、かわいいところはどこでしょう？

答えた人

「自分では発見できなかったので、職場で隣の席の女性と話し合いながらやりました」（30代男性）

大牟田市地域包括支援センターの研修から

	視覚的		
	見た目	しぐさ	
ゆるい	顔が丸い		
かわいい	たれ目		
ゆるキャラ		ぜんぜん表情が変わらないのでオンライン会議で固まっているように見える	

私のイメージ（表情、しぐさ、口癖など）を分析してみよう

他者から自分はどのように見えるのか、動画や写真を撮って客観的に見てみましょう。いちばん簡単なのは、電話やオンライン会議をしている自分を観察する方法です。画像や動画になっている自分を見るのは、とても恥ずかしいことですが、やってみる価値があります。また誰かとペアになって、一緒に見て分析するのも1つの手です。口癖やよくやってしまうしぐさなどもわかります。自分ではよくわからない場合は、家族や職場の同僚にも聞いてみましょう。

聴覚的		その他	
声	話し方	匂い	持ち物
			持ち物がいときどき女子（娘のキャラもの）
	おじいさんっぽい方言		
		スーツなのにダウニーの香り	

やってみた感想

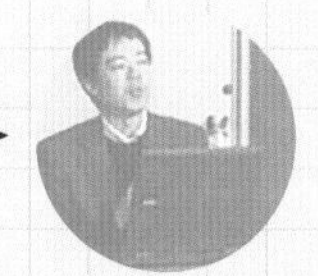

「自分にはゆるいところもかわいいところもないと思っていましたが、意外にあって驚きました。なんだか照れますね」

共感されるポイントを探そう

私のイメージから、自分の中にある共感されるポイントを探しましょう。

私の共感されるいちばんのポイントはココ！（まとめ）

- ◉
- ◉
- ◉
- ◉
- ◉
- ◉

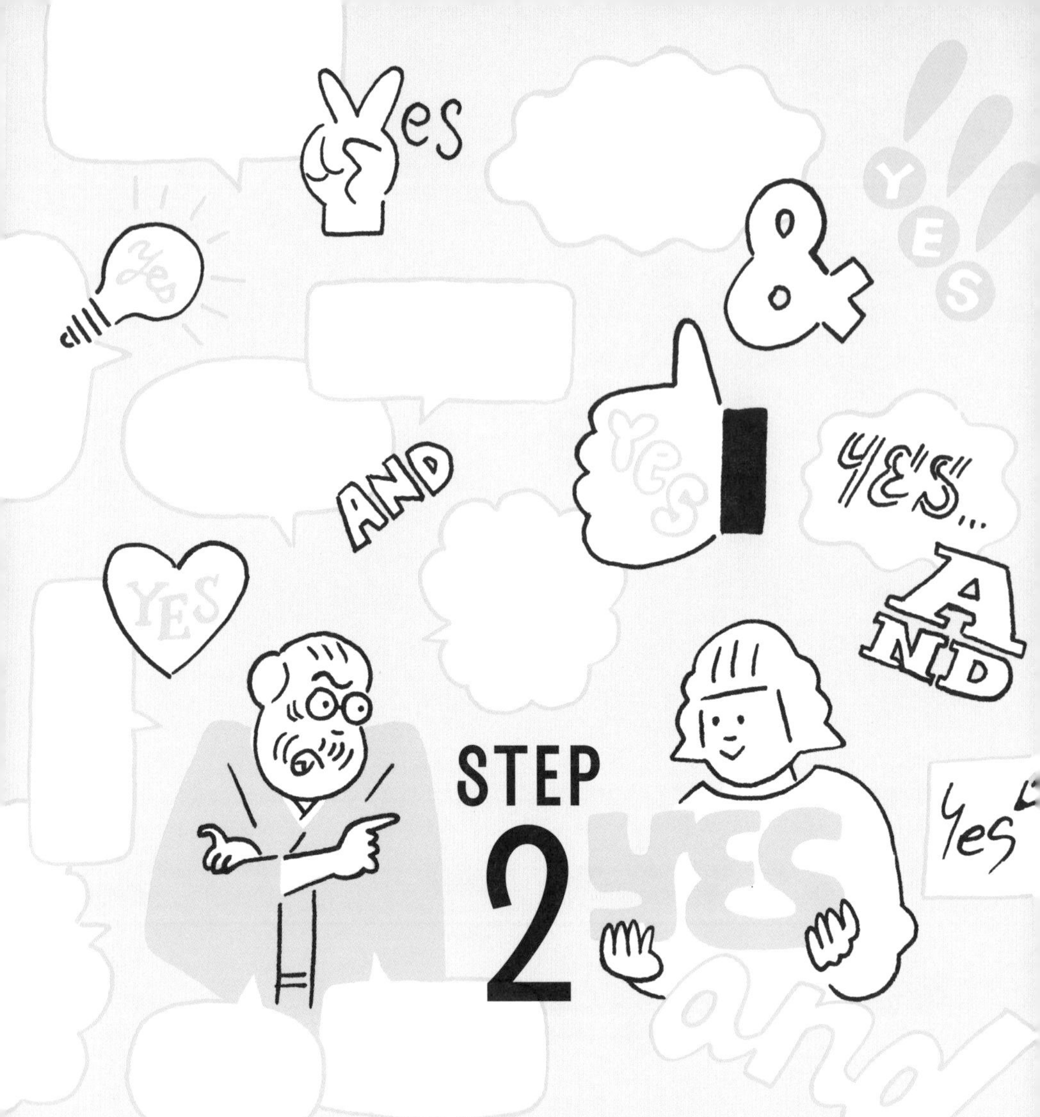

STEP 2

人と人として対話する準備

一方通行のコミュニケーションから共感は生まれません。
誰もが安心でき、共に行動できる環境を「対話」でつくりましょう。

目指すのは、双方向のコミュニケーション

都市でも地方でもまちづくりをするためには、そのまちに暮らす人たちの参加が不可欠です。対話から「それなら私もやってみたい！」という気持ちを支援するのがコミュニティデザイナーの仕事です。参加したいという気持ちが湧いてきたり、自分の内なる力に気が付いたりするためには、双方向のコミュニケーションが欠かせません。そのため、私は「課題を解決する人」と「困っている人」という出会い方にならないよう気を付けています。

再びフレイレのエンパワーメントの思想に戻りましょう。フレイレは教育学者なので、「教える人」と「教えられる人」との関係について考察します。そして「教える人」だけが知識を持ち、一方的に話すことで、「教えられる人」の力や言葉を奪ってしまう状況が生まれることに気が付いたのです。フレイレはそれを「沈黙の文化」と呼びます。

「課題を解決する人」と「困っている人」の関係にも同じことがいえます。「課題を解決する人」だけが課題解決の力を持ち、その方法を教えるという状況は、「困っている人」の課題を解決する力や手段を奪ってしまうのです。

社会改良家のジョン・ラスキンは、人間は誰しもよりよい方向に向かっていこうという意思を持っているし、そのために必要な想像力も感情も思考もあるけれど、環境が整っていなければその力を発揮することはできないと述べています[*5]。地域でケアのプロジェクトを行うとき、このような状況に陥らないよう相手の言葉に耳を傾けることが重要です。

本人の力を引き出す
「対話」をしよう

安全に発言できる環境をつくる対話の方法「Yes, andコミュニケーション」

フレイレは、「教える人」と「教えられる人」の間にある沈黙の文化を打ち破り、お互いから学ぶためのプロセスを次のように考えました。

①「教えられる人」には、資源や能力があるという前提で始める
②安全に話せる環境をつくる
③生徒の生活や環境を知り、対話からテーマを設定する
④テーマから自分の考えや思いを言語化する
⑤人間らしく生きる

常に共感されている状態をつくる

STEP 2では②の「安全に話せる環境」を実現できるような、対話の方法を学びましょう。私たちが地域でヒアリング調査をしたり、ワークショップを開催したりする際に最もよく使う手法、「Yes, and」のコミュニケーションを紹介します。

それは「いいですね（肯定）、さらにこうしませんか（便乗して提案）」という話し方を繰り返していく方法です。Yesで相手や状況を受け入れ、andで相手の提案をさらに膨らませる対話であるため、会話の中で常に共感されている状況をつくり出します。フレイレは、「コミュニケーションとは、不断の相互作用である」と述べています*6。互いに伝え合い、肯定し合うことによって、安心して発言できる空間が生まれ、双方向のコミュニケーションが成立するのです。

Yes, yes, yesを重ねて最後にand

Yes, andコミュニケーションの具体例として、あるプロジェクトで筆者が参加者と行った対話を紹介します。

元医師のAさんは、夫婦でサービス付き高齢者住宅に暮らしています。自治体が主催するフレイル予防の講座に参加していましたが、何か言いたいことがありそうな顔でした。

A　一方的な講座では、フレイル予防の効果がないんじゃないか。

西　そうですね、効果のあるフレイル予防がいいですね。

A　若いもんが考えたことを、ただやらされるのはストレスだ。

西　そうですね、ストレスなくやれることがいいですね。

A　日常で困っていることを解消するようなものがいい。

西　いいですね、日常に密着した取り組みがいいですね。

A　腰痛を緩和する体操教室を施設でやりたい。

西　いいですね、日常で困っていることに取り組むことがいいですね。

A　困っていることはいっぱいある。同じ施設に暮らす人の意見も聞きたい。

西　いいですね、意見を聞く方法を考えたいですね。

A　コロナだから入居者同士が接触する機会は減っている。

西　そうですね、接触を減らしながら意見を聞くには交換日記はどうですか。

A　うむ、交換日記か。悪くないな。

このような対話がきっかけの1つとなり、神奈川県藤沢市の新しいフレイル予防事業「ステイホームダイアリー」(p.35)が生まれました。

Aさんはステイホームダイアリーに参加して、自らの健康行動を継続するための工夫や気付きを美しくダイアリーに記入することに加えて、事業全体の改善点も提案してくれました。活動終了後にはAさんから藤沢市にお手紙が届き、ダイアリーに取り組んだ手応えから、自身が入居する施設内でダイアリーを普及させたいという企画書が同封されていました。現在は施設内で交換日記を実施するため、事務局の立ち上げなど準備に忙しい日々を過ごしています。

Yes, andでは、相手が言ったことをすべて肯定するのではなく、相手の言葉の中で自分が共感できる部分を探し、全力で肯定します。相手にその共感が伝われば、安心してさらに発言してくれるでしょう。

映画や動画のコミュニケーションに学ぼう

おすすめ学習映画	「人生、ここにあり!」	イタリア	111分

『人生、ここにあり!』は、2008年のイタリアのコメディドラマ映画。監督はジュリオ・マンフレドニア、出演はクラウディオ・ビジオとアニタ・カプリオーリなど。1980年代のミラノ近隣における精神科医療の脱施設化、バザリア法施行の時期を舞台に、人々のつながりを描いている。主人公のネッロのコミュニケーションは、まさにYes, and。精神障害のある人の強みを次々と引き出していく。

おすすめ学習動画	「ぺこぱ」	日本	数分

元バンドマンの松陰寺太勇と元ギャル男のシュウペイが2008年にコンビ結成。シュウペイがぼけて松陰寺がすべてを肯定的に返答する芸風は、「突っ込まない漫才」ともいわれている。YouTubeに動画が多数掲載されており、肯定的に返答するとはどういうことかを学ぶのに役立つ。

WORK 2 Yes, andでコミュニケーション

やってみよう！

家庭や職場でやってみよう

まずは、時間を計るためのタイマーを準備して、練習に付き合ってくれる相手を1名探しましょう。家庭の場合は、パートナーや子どもがおすすめです。職場の場合は、同僚がいいでしょう。見つかったら、「誘う人」と「誘われる人」となるように役割を分担します。後で役割を入れ替えるので、あなたが最初にどちらをやっても構いません。

1回目の練習　No, no, no！

すべて否定される経験をします。相手が魅力的な誘いを投げかけてきますが、すべて断りましょう。断られる方はどんな気分になったか、忘れないように書き出してみましょう。

①否定の3分間を体験しよう

誘う人：「今晩は外食しよう！」など、あらゆる方法で誘い続けます。
誘われる人：すべて断ります。

②ふりかえり

誘う人：すべて断られてどんな気分になったのかメモします。

③役割を入れ替えて、もう一度同じことをやってみましょう。

2回目の練習　Yes, yes, yes！

すべて肯定される経験をします。相手が魅力的な誘いを投げかけてきますので、すべて受け入れましょう。受け入れられる方は、この経験もどんな気分になったのか、書き出しておきましょう。

①肯定の3分間を体験しよう

誘う人：「来年ハワイに行こう！」など、あらゆる方法で誘います。
誘われる人：すべて受け入れます。

②ふりかえり

誘う人：すべて受け入れられてどんな気分になったのかメモします。

③役割を入れ替えて、もう一度同じことをやってみましょう。

3回目の練習　Yes, and…

すべて肯定される経験と、そこに提案が追加されることを経験します。誘う人は、あらゆる方法で相手を誘います。誘われる人はそれを肯定で受け入れながら、提案もしてみましょう。この練習は、焦らずゆっくり考えながらやるのがポイントです。

①肯定され、提案される3分間を体験しよう

誘う人：相手を誘い、お互いに気持ちがほぐれてきたら、一緒にやってみたいと思うことを提案します。誘われる人も同じように提案してくるので、その提案に便乗してあなたもまた新たな提案をしてみましょう。

誘われる人：誘う人が何かを提案してきたら、あなたもさらに提案をしてみましょう。「今晩外出しよう！」「いいね、ジンギスカンはどう？」「いいね！せっかくだから北海道に行こう！」など、お互いがわくわくするような提案をし合いましょう。

②ふりかえり

双方が提案し合い、アイデアが膨らんできたときに、どんな気持ちになったのか書きましょう。最初の提案から最終的な提案まで、どのように変化したのかも書いておきましょう。

まとめ

相手の意見に「and」で乗っかり、意見を提案していくと、どんどんアイデアが膨らんでいきます。そして次はこれも言ってみよう、やってみようという高揚感をもたらし、そこから意外な思いやアイデアが自然に引き出されることもあります。逆に「No」で始まる否定的な発言や、腕組みして話を聞くような否定的な態度は、対話する相手の熱量を下げ、沈黙の時間が訪れることになります。

1度の練習だけでは、Yes, andのコミュニケーションは身に付かないものです。日々、家庭でも職場でも、まずはYesで受け入れ、相手は何を伝えたいのかな、相手の気持ちに寄り添う方法はないかなと思いながら、andで提案します。andができなくても、否定の言葉で相手の気持ちや思考を止めてしまわないように意識する。それができるだけでも、場の雰囲気はいつもより明るくなっていきます。

Chapter 2

生活者として取り組む

ケアの
プロジェクト
デザイン
8 STEPS

「楽しい・好き」からプロジェクトをデザインする

医療・介護・福祉などケアの専門家による、生活に密着した思いやりあふれるプロジェクトや、楽しいプロジェクトが増えています。たとえば訪問看護ステーションが暮らしの保健室を併設したり、対話の場として介護カフェや認知症カフェのような場の運営を手掛けたりすることもあります。こうした事業の背景には、「困っている人を助けたい」という気持ちがありますが、事業が軌道に乗るまでさまざまな壁（困ったこと）が立ちはだかります。困っている人を助けるつもりが、自分たちも困っている人になってしまうジレンマがあります。

こうした壁を越えるために、「プロジェクトデザイン」という方法があります。プロジェクトとは「独自の成果物、またはサービスを創出するための期限のある活動」と定義されています（日本プロジェクトマネジメント協会）。その実現のための一連のプロセスがプロジェクトデザインです。

プロジェクトデザインには、事前調査からアイデアづくり、仲間集め、企画立案、ビジュアルデザイン、広報、実践から継続までの一連の流れが含まれています。本章でもこの順番に沿って説明していきます **[表]**。これからプロジェクトを始める人が最初から試してみてもいいですし、すでに取り組んでいる人が部分的に取り入れることもできます。

[表] 生活者として取り組むケアのプロジェクトデザイン 8 STEPS

STEP	THEME	DETAILS
STEP 1	わくわくする事例を集める	▶クリエイティブな本やモノ、コトがたくさんある場所へ行く ▶興味のある事例とわくわくする事例から、理想の人生をビジョンマップにする
STEP 2	核となる仲間を集め アイデアを発想する	▶自分以外に2人の仲間を集める ▶わくわくと興味を話し合い、アイデアを飛躍させる
STEP 3	アイデアから企画をつくる	▶キーワードについて具体的な活動を挙げていく ▶アイデアを組み合わせて理性と感性で検討する ▶事例収集と実験を繰り返して企画を磨き上げる
STEP 4	どんな人に来てもらいたいかを具体的に想像する	▶ペルソナをつくり、インタビューで掘り下げる ▶独自ニーズ調査を実施する
STEP 5	参加者を募るための ビジュアルデザインとプレゼン	▶手に取りたくなる広告媒体をデザイナーと一緒に考える ▶SNSを対象者像に合わせて投稿する ▶人の集まる場所で参加者を募集する
STEP 6	活動期間を決め、 今後の見通しを立てる	▶開催期間、回数、内容を決める
STEP 7	小さく実行し、 場を運営する	▶1回あたりのワークショップ設計の基本を知る ▶場をあたためる準備をする
STEP 8	成果物の作成と効果検証	▶プロジェクトに合った成果物を作成する ▶参加者の声から効果を検証する

「楽しい・好き」を追求するのは不謹慎!?

ケアの専門家が企画・運営するプロジェクトは、営利目的よりは、病気や障害など困りごとのある人がその人らしく暮らすため、予防、災害対策など、地域の中につながりをつくり、生活に役立てるために実施することがほとんどです。そのようなプロジェクトは、住民から見ると専門家がいる安心感がある一方で、専門家にとっては、住民からの過度な期待が重荷になる場合もあります。そうならないためにも、専門家も1人の「生活者」として住民と出会い、「楽しさ」と「正しさ」がちょうどいいバランスとなるようにプロジェクトをデザインしていきましょう。

「楽しさ」が人の心を動かす

ポイントは、「楽しい」や「好き」から出発して、それを追求すること。「不謹慎ではないですか?」とよく聞かれますが、それこそが、共感による課題解決には必要不可欠なのです。

たとえば、若い保健師が、料理歴60年の80代女性に栄養指導をする。よく考えると、「人生の大先輩に指導する」という状況そのものに無理がある気がしませんか？　そのようなときは、保健師から「郷土料理を教えてほしい」とお願いするのはどうでしょう。すると、「私の料理でいいのかしら?」と思いながらも、たいていの場合は料理の腕を振るってくれます。料理を一緒に作り、食べて、「今日は楽しかったですね」と言い合えたら、80代女性も「また若者が来たら付き合ってあげよう」という気持ちになるかもしれません。そうして一緒に過ごす時間と関係の中で、無理なく栄養に関する話もできるでしょう。相手の気持ちに寄り添った方法で、人と人として出会い、今日も楽しかったと互いに思える工夫をする。こうした参加の場のデザインが必要です。

プロジェクトとは、理想の未来を実現するための投資です。それは、健康づくり、介護予防など、誰もが賛成するような「正しさ」だけでは続きません。専門家を含む参加者自身の「楽しい」や「好き」から始まるものでなければならないのです。活動内容や発信に触れた人が楽しそうと感じるからこそ、共感の輪が広がり、使ってみたい人や参加する人が増えていきます。

自治体のフレイル予防事業を例に

ここからは、私たちstudio-Lがこれまで関わったケアのプロジェクトの写真などを交えて解説していきます。特に、神奈川県藤沢市と共に取り組んだフレイル予防事業「ステイホームダイアリー」を主な例にしていきます。

藤沢市では、介護予防に取り組む人材育成事業として、これまでも体操グループや認知症サポーターなどの育成を行ってきました。その上で、「できるだけ生活に近いところで取り組める、新たなフレイル予防事業を生み出したい」と相談がありました。背景には、2020年の新型コロナウイルス感染症（以下、

自宅にいながら無理なく
つながりを増やす

コロナ）の流行によって高齢者（以下、シニア）が外出を控え、社会的孤立が進行したことがあります。ステイホームが推奨される中で、インターネットの活用が期待されていますが、シニアへは導入支援も必要です。

フレイルは本人が気付かないうちに進行していきます。シニアの生活の場に情報を届けると共に、シニア自身が生活の中に楽しみや興味を増やし、自宅にいながら無理なくつながることができないでしょうか。できればデジタルデバイド（情報格差）を解消するきっかけにもなってほしいですね。このような「新たなフレイル予防対策」の検討から、ステイホームダイアリーの企画立案、実現に至るまでのデザインを一緒に辿っていきましょう。

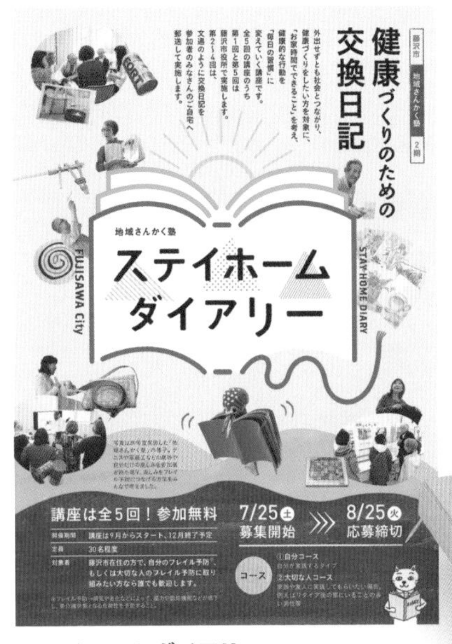

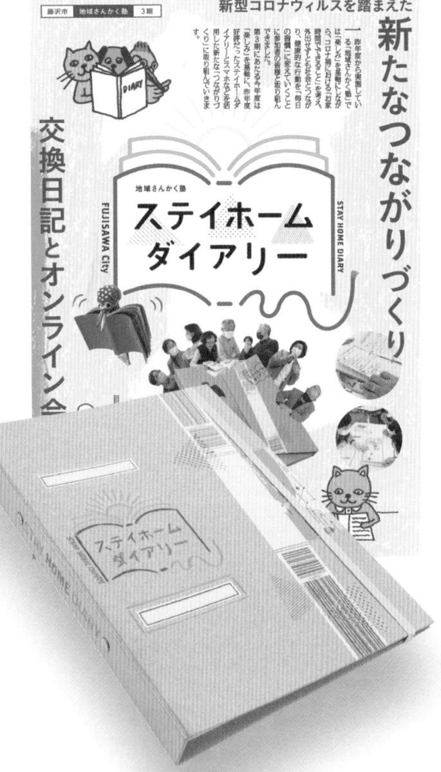

ステイホームダイアリー

藤沢市地域包括支援センター（2020年）、同高齢者支援課および地域共生課（2021年）による、市民が健康法や楽しみを共有し、新しいつながりをつくる交換日記プロジェクト。

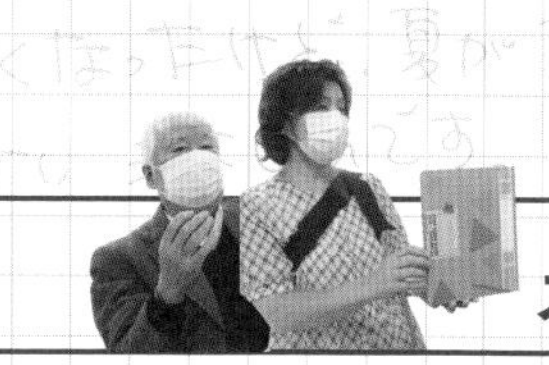

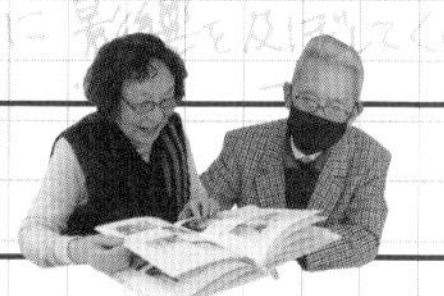

ステイホームダイアリーとは？

コロナ禍でシニアの「社会的フレイル」を予防するため、神奈川県藤沢市で始まった「新しいつながりづくり」のためのプロジェクト。公募で集まった30〜80代の参加者が、3人1組で交換日記を回します。みんなで集まって、交換日記に使うバインダーを一緒に作ることからスタート。自己紹介や趣味、日々の楽しみ、独自の健康法などを参加者が書くページと、健康や生活習慣に関する情報や課題が書かれているページがあります。市役所を介してそれぞれの自宅に郵送されるしくみで、1人ひとりの個性と魅力あふれるページが増えるにつれて、世代や性別を超えたつながりも生まれていきました。

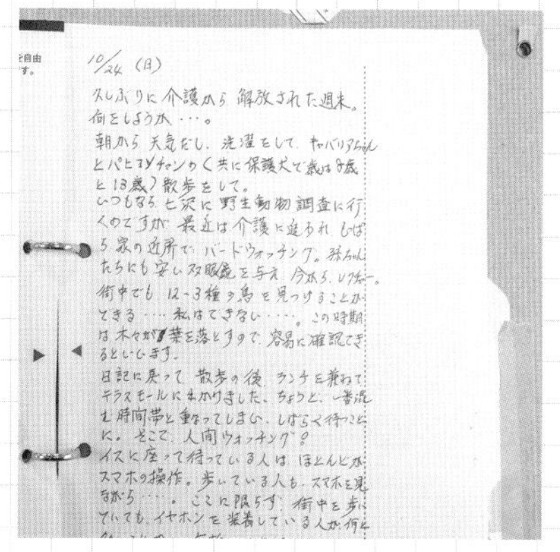

自由記述で何気ない毎日の出来事と雑感を分かち合う。介護から解放された1日の過ごし方を書いてくれた65歳女性。

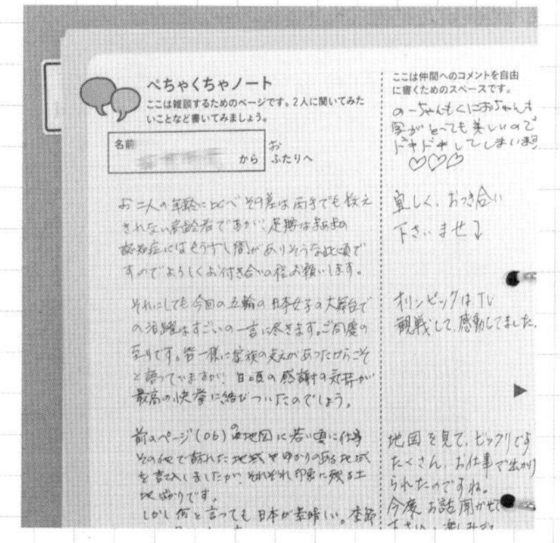

ほかの参加者がコメントをくれる「ぺちゃくちゃノート」では、オリンピックの話題に花が咲いた。

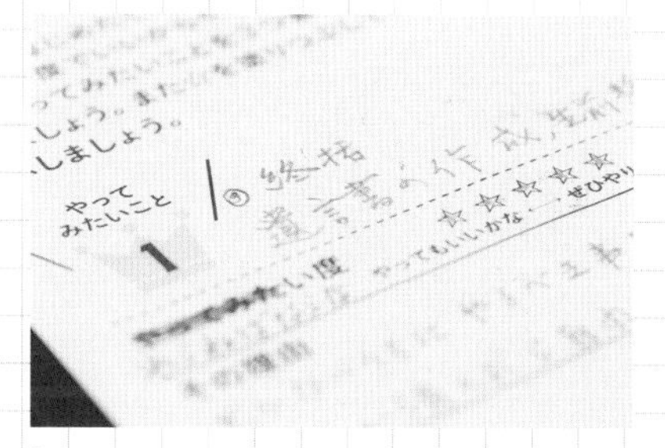

「やってみたいこと」として「遺言書の作成」と書いた75歳男性。「終活が済んだら自由に色々なことができる」というポジティブなコメントが。

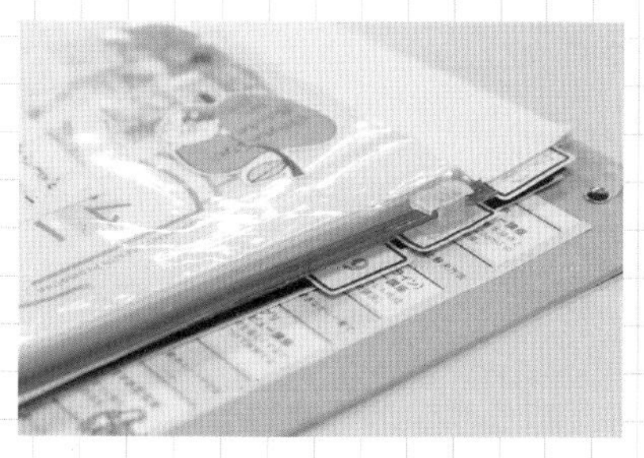

ジップ付きビニールバッグに、シールや折り紙を入れてお裾分けし合うグループもあった。楽しみを分かち合う気持ちが自然に生まれている。

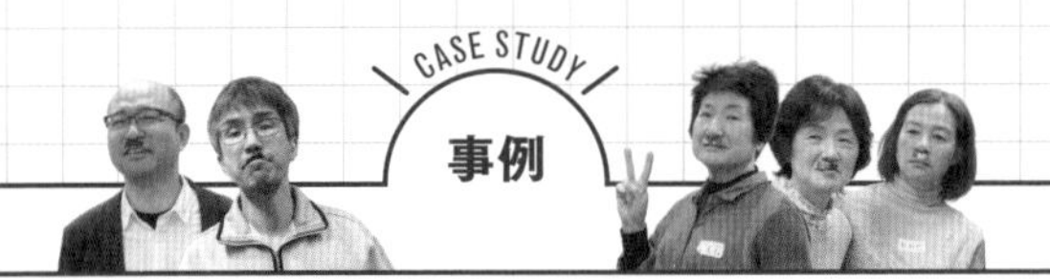

くちビルディング選手権

一般社団法人グッドネイバーズカンパニーは、食べることが大好きな医師の清水愛子さんが主催する団体です。清水さんは、くちビルディング選手権として、食べたり飲み込んだりする力を鍛える「お口のためのスポーツ競技」を開発しました。舌を動かす力が必要なので、お口のどこを動かすとどんな効果があるのかレクチャーを受けながら競技に参加します。複数の競技があり、運動会のように皆で楽しく競うこともできます。

清水さんは、「慢性疾患があってもクリエイティブに生きるシニアはたくさんいる。シニアのやる気スイッチを押すには楽しい解決策が必要だ」と言います。くちビルディング選手権は、「楽しさ」と「正しさ（フレイル予防）」を両立させ、これからの時代のケアを代表するプロジェクトです。

石川県野々市市で実施した
くちビルディング選手権

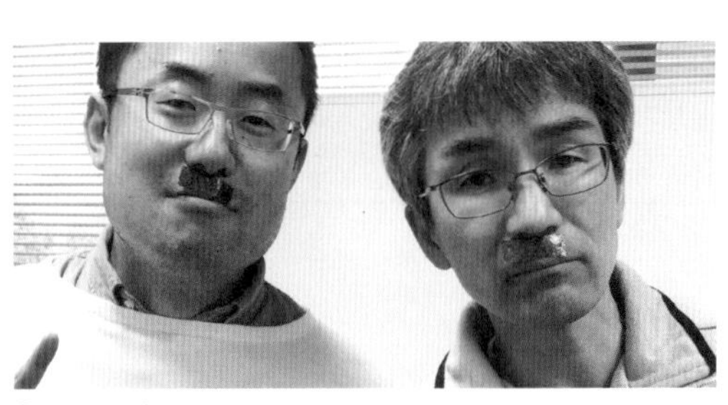
①味のりを鼻の下につける

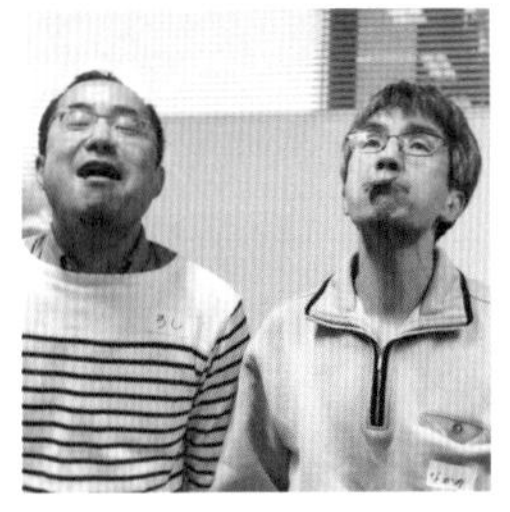
②味のりを舌だけで食べる

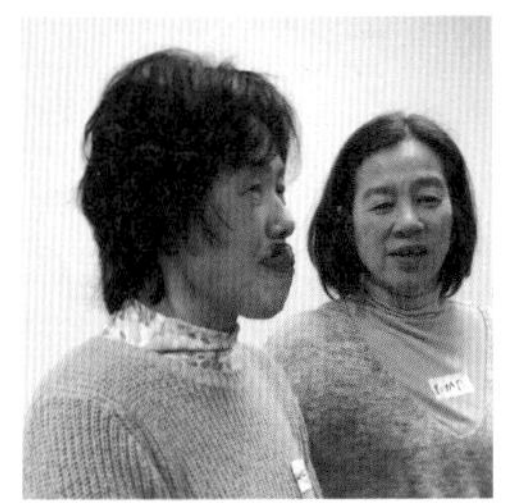
③この方のとり方はお手本的

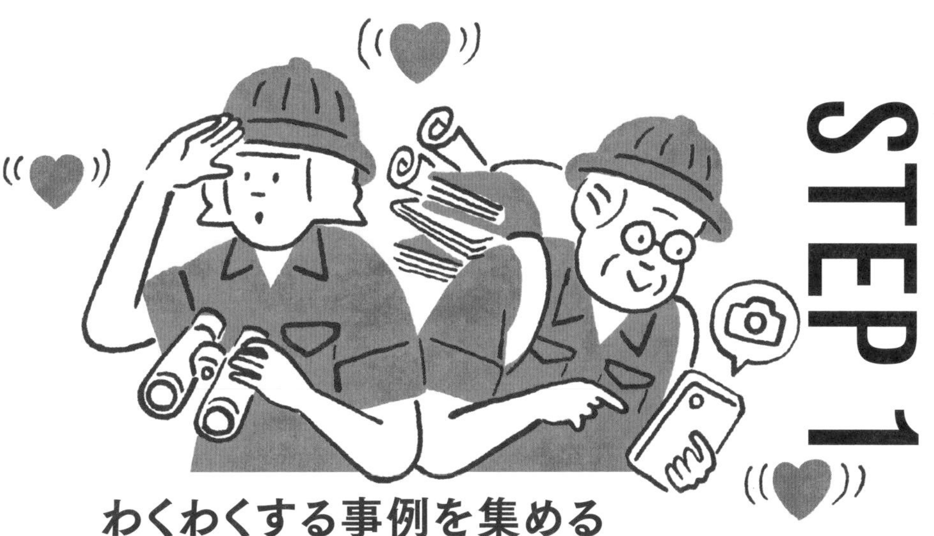

STEP 1

わくわくする事例を集める

所要時間：半日くらい

人数：1人

クリエイティブな本やモノ、コトがたくさんある場所へ行く

> 事例をたくさん知ることからスタート

「アイデアとは既存の要素の新しい組み合わせである」とは、アメリカの実業家ジェイムズ・W・ヤングの言葉です*7。デザイナーやクリエイターのひらめきは、多くの経験と知識や情報の蓄積に基づいています。いいアイデアを思い付くためには「事例の収集」から始めましょう。

集めるのは、自分がわくわくする事例です。わくわくとは、自分にとって理想だと思う未来に対する気持ちです。「私がシニアになったとき、無理せずできるフレイル予防は何かな？」というところから考え始めます。

入院して外出できないこともあるし、自宅でも外出できない状態になることもある。お家にいて、誰かとつながるには何がいいだろう？　メールやSNSも悪くないが、もっと人間らしい手段はないだろうか？

そう考えながら、自宅の本棚や「おもちゃ箱」（参考になりそうだと感じたものをどんどん放り込んでおく箱を私はこう呼んでいます）をながめたり、クリエイティブな書籍や雑誌が豊富に置いてある場所に出向いたりして、わくわくする事例を探します。集めた資料や書籍は、分野別に積み上げます。私がこのとき収集したのは、手紙やカードをデザインする書籍、旅を記録したアルバム風の日記、夫婦や友だちとやり取りする大人の交換日記などでした。また、現状でシニアに推奨されている予防や備えの事例も集めます。体操講座、健康食品、リフォーム、終活、エンディングノートなどでした。

「わくわく」と「気になる」を集めよう

これらをまとめて「いいな」と思う資料に付箋を貼り、写真を撮っておきます。その後、写真を見ながら、取り入れたいと思う点を書き出しておきます。書き出す際は、「わくわく」＝瞬時に感性が刺激されるものと「気になる」＝じっくり考えて理性的に必要だと思うものに分類します。

何もひらめかないときは、インプットする量が足りないのかもしれません。国内だけでなく海外の事例も集めます。「Google翻訳」を使うと、海外のウェブサイトでも内容がわかる程度に読むことができます。医療・介護・福祉業界以外の事例を収集することも重要で、子どもや若者が熱中しているものからヒントが得られることもあります。たとえば好きな人やものを応援する「推（お）し活動」には、「新たな生きがいづくり」「SNSを覚える」「交友関係が広がる」など、フレイル予防に取り入れたい要素がずらりと並んでいます。新しい予防活動を生み出すためには、身近なヒントから視野を広げて事例を探すことも必要です。

情報はインターネットや書籍から探すことはもちろん、展覧会やまち歩きからも得られます。まち歩きする場合は、歩いた場所がわかるように、スマートフォンに地図アプリの「Google Maps」を入れ、「ロケーション履歴」の機能をONにしておきます。「人がよく集まる場所」などテーマを決めて歩き、テーマに合う場所を見つけたら、しばらくその場に佇み、人々がどんな行動をとるのかを観察し、できれば話しかけてみましょう。視覚と聴覚だけでなく、触覚、嗅覚、時には味覚も働かせてリサーチします。

興味のある事例とわくわくする事例から、理想の人生をビジョンマップにする

事例を組み合わせて理想の未来を描いてみよう

集めた事例をながめて、自分はどんな未来を理想だと思うのか考えてみましょう。もし素晴らしい事例に出会っても、それをそのまま真似することは禁物です。なぜなら事例が生まれた背景には、風土、人材、資源などの特性があり、それらは長い時間をかけて培われるものだからです。

具体的でなくとも、自分が何にわくわくするのか、何に興味があるのかがわかってきたら、このプロセスは大成功です。ひらめきを感じたら、忘れないように書き留めておきましょう。事例から写真などを切り取ってコラージュにする「ビジョンマップ」もおすすめです。

未来をつくるコラージュ「ビジョンマップ」

ビジョンコラージュ
地域の魅力発信
島の文化も、編み込んで。
ナンバーワン、オンリーワンの人材を育てる。
ハッピーに経済をまわすコミュニティ。
暮らしに必要なものを自分たちでつくります。
現代版の「寺子屋」を、地方でつくる。
「おらがチーム」という一体感、連帯感。
みんなが集まれる場所があります。
シェアハウス
心地いい場所。
コワーキングプレイス
第3世代コーヒーは「誰が淹れてもおいしい」が基本です。

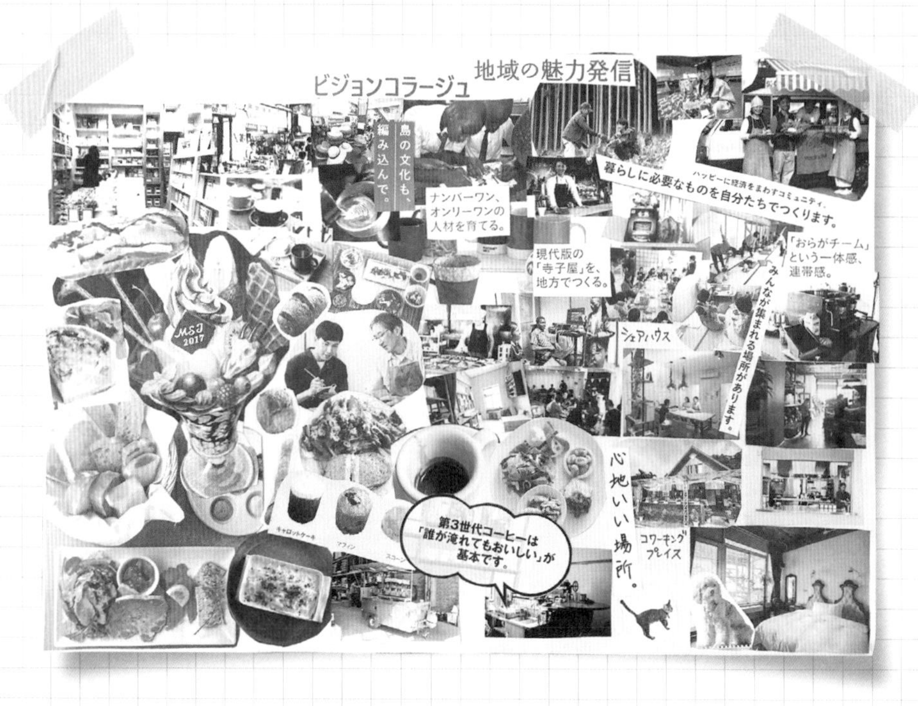

集めた事例をコピーし、わくわくするもの・好きなものや言葉を切り抜く。それを1枚の模造紙に貼っていくと、自分の理想とする未来が見えてくる。

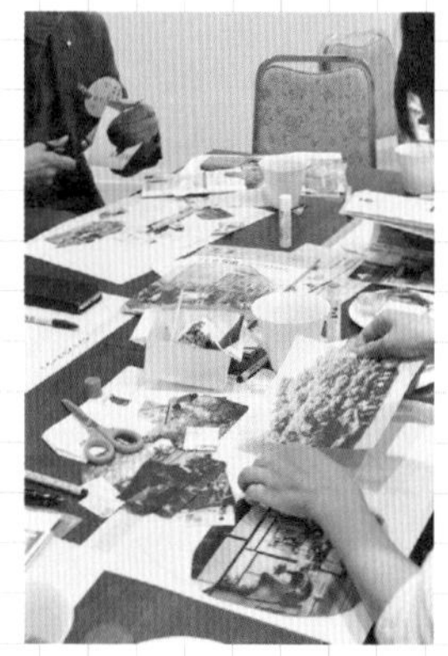

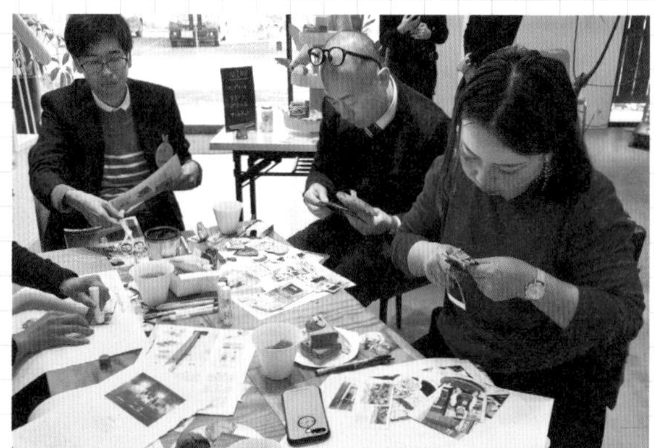

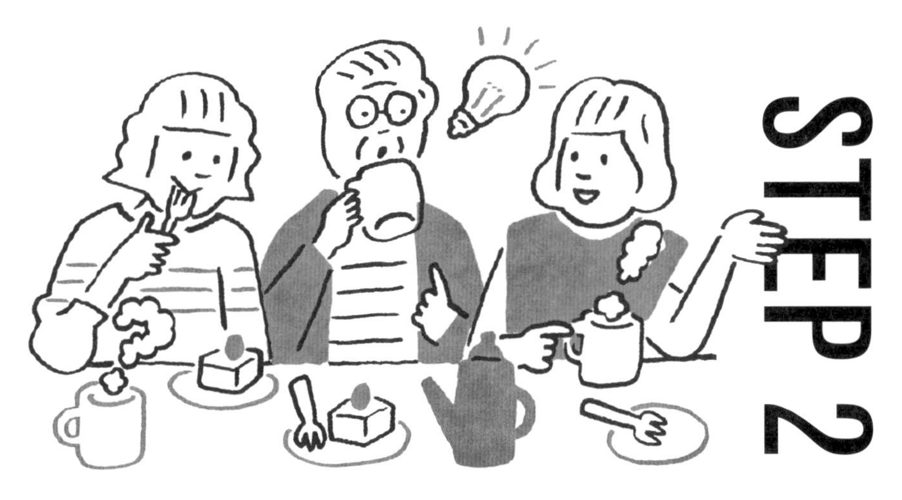

STEP 2

核となる仲間を集め
アイデアを発想する

所要時間：2時間くらい

人数：3人

自分以外に２人の仲間を集める

　事例が集まり、自らがわくわくする方向性（理想の未来）が見えてきたら、プロジェクトに取り組む仲間を集めましょう。仲間は自分を含めて3人くらいがいいでしょう。まだ何をするのかがはっきりと決まっていない時点では、少人数でスタートするのがポイントです。アイデアを面白がってくれそうな人たちと、気軽に集まってアイデアを話し合い、意見を聞きます。

プロジェクトのコアメンバー

　コミュニティの基本は、人が2人以上いることです。1人で運動するよりも2人以上で運動すると長続きするという研究結果もあるように、他者と一緒に活動することが継続

電話やオンラインでも気軽に集まろう

の鍵です。また活動には正解がないため、試行錯誤が必要です。仲間がいれば、「一歩踏み出す勇気」と「間違えても正してもらえる安心感」があります。1人でできることは、少ししかありません。少数のコアメンバーと考え、その人たちから得た情報を活動の中に入れていきましょう。

また、活動を始めるときは、「いつまで続けるか」を決めておきます。楽しく活動できそうな期間はどれくらいか、何歳までやってみたいか、話し合いましょう。

コアメンバーを探すためには、自分の考えに興味を持ってくれそうな人の名前を紙に書き出し、電話やメール、SNSで連絡してみましょう。あなたの呼びかけに、ぱっと集まって話せる仲間が必要です。思いついたら仲間とすぐ行動。呼びかけになかなか応えてもらえない場合は、正しさと楽しさのバランスが取れているか、再確認しましょう。ここでも、あなたのゆるカワポイントの出番です。ゆるカワポイントを武器に、プロジェクトの楽しさを前面に押し出し

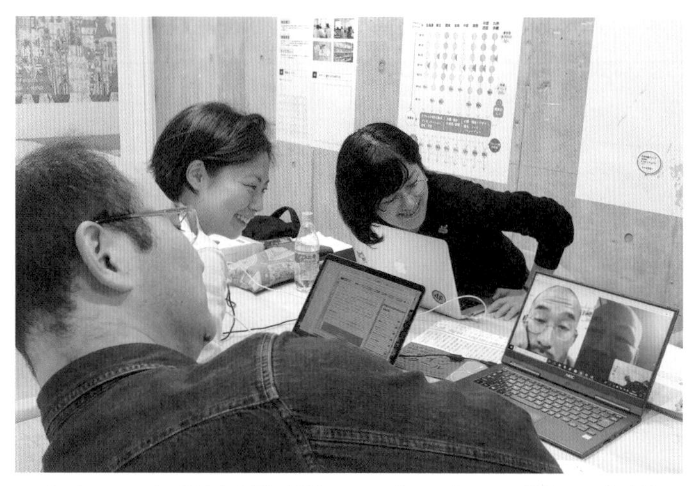

studio-Lのメンバーは日本全国で活動しているため、ブレストに電話やビデオ通話を活用することが多い。さっと集まり、気軽に話すことができる方法として、オンラインツールは有効。

ながら、正しさは少しだけ添えるくらいの加減で呼びかける。悩むより実行あるのみです。すぐにやってみましょう。

リラックスできる雰囲気でブレーンストーミング

仲間を集める際は、会議っぽい雰囲気にはせず、友だちとお茶をするように、飲み物や気分の上がるお茶菓子を準備します。STEP 1で集めたわくわくする資料も、すぐ見せられるように準備します。リラックスしたときに出てきた意見のうち、3人が揃って瞬時に「いい！」と言ったアイデアには、プロジェクトの核心となるものが多くあります。

ここで、藤沢市のステイホームダイアリーで行ったブレーンストーミング（以下、ブレスト）のプロセスを見てみましょう。

①フレイル予防をテーマとして、現状を共有します。
新型コロナウイルス流行下ではシニアの社会的孤立が心配

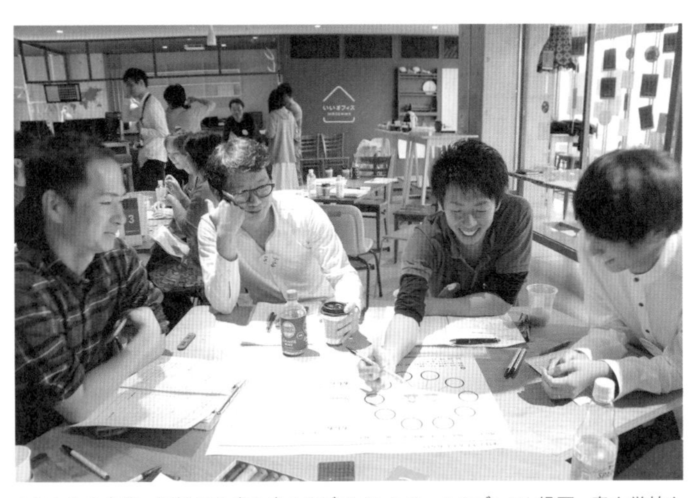

これからの介護・福祉の仕事を考えるデザインスクールのブレスト場面。廃小学校を利用したアートスペースが会場で、机と椅子は大人サイズだが小学校風。教室でわいわい集まって話し合う雰囲気が生まれた。

であること、引きこもる日が多くなり、誰とも話さないため滑舌が悪くなること、少し歩いただけでとても疲れるなど、シニアの心身に大きな影響を及ぼしていることなどが共有されました。

②現状から、理想の状況を共有します。
シニアの特技や楽しみを活かして交流が徐々に生まれるものがいいだろうと仮定します。

③既存のフレイル予防を共有し、これからのフレイル予防をブレストします。
ブレストは、ホワイトボードと付箋を使うシンプルなもの、さまざまな旬のキーワードが書かれたカードをめくり理想とかけあわせる「強制発想法」や、ブレストの考案者によるチェックリストによる発想法などがあります。

発想の前に楽しい気分をつくる

アイデアを発想するための準備体操として笑っておきましょう。コント動画や面白い写真を見ても構いません。笑って頭と気持ちをほぐしてからアイデアを発想します。

ステイホームダイアリーでは、初対面の参加者が集まるため、自己紹介で笑ってもらえる工夫を施しました。

また、最近、痛くなってきたところを記入するシートを作成して、配慮してほしいことを書き込めるようにしておきました。そうすれば、自分の特性を周囲に説明しやすくなるからです。下の写真は、人体の図に膀胱を描き尿管結石が2つあることを示した男性に「オレも！」と隣の男性が共感している場面です。2人は初対面ですが、自己紹介以降は同級生同士のような雰囲気になりました。楽しい気分になったらアイデア発想へ移りましょう。

自己紹介で共通点を
見つけると盛り上がる

わくわくと興味を話し合い、アイデアを飛躍させる

STEP 1の冒頭に紹介した言葉をここでもう一度思い出してください。「アイデアとは既存の要素の新しい組み合わせである」。こう言ったジェイムズ・W・ヤングは、アイデアを生み出す方法として、情報を収集する→集めた情報を咀嚼する→組み合わせる→アイデアが生まれる→適用させるという5つのステップを定義しました。

それまでの経験の範囲からはみ出なければ「見たことも聞いたこともないアイデア」にはつながりません。思いもかけない組み合わせを生み出すために、ブレストの考案者として知られるA・F・オズボーンがつくった「オズボー

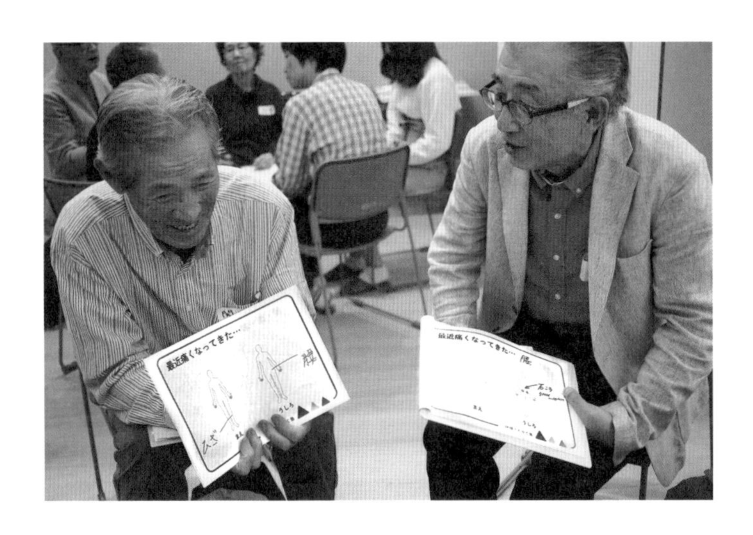

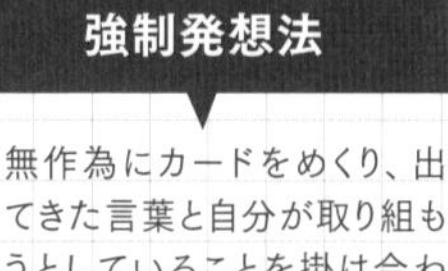

強制発想法

無作為にカードをめくり、出てきた言葉と自分が取り組もうとしていることを掛け合わせて新しいアイデアをひねり出す。まったく関係のない言葉を取り込んで企画を成立させるという一見無茶な行為から、普通に考えていたのでは到底思い付かなかった面白いアイデアを生み出すやり方。

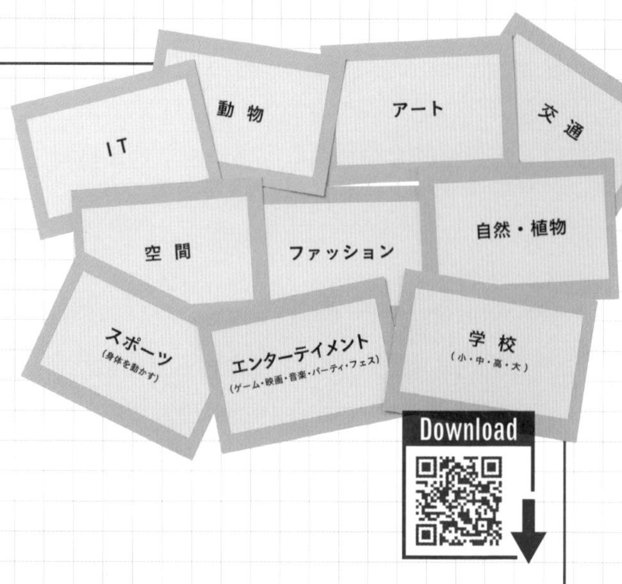

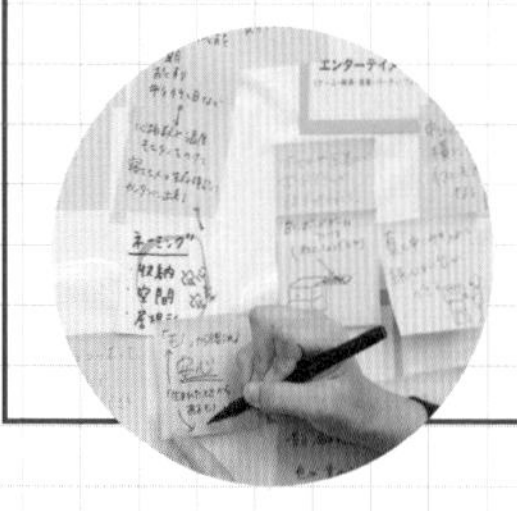

○○を失ったとしてもゲーム

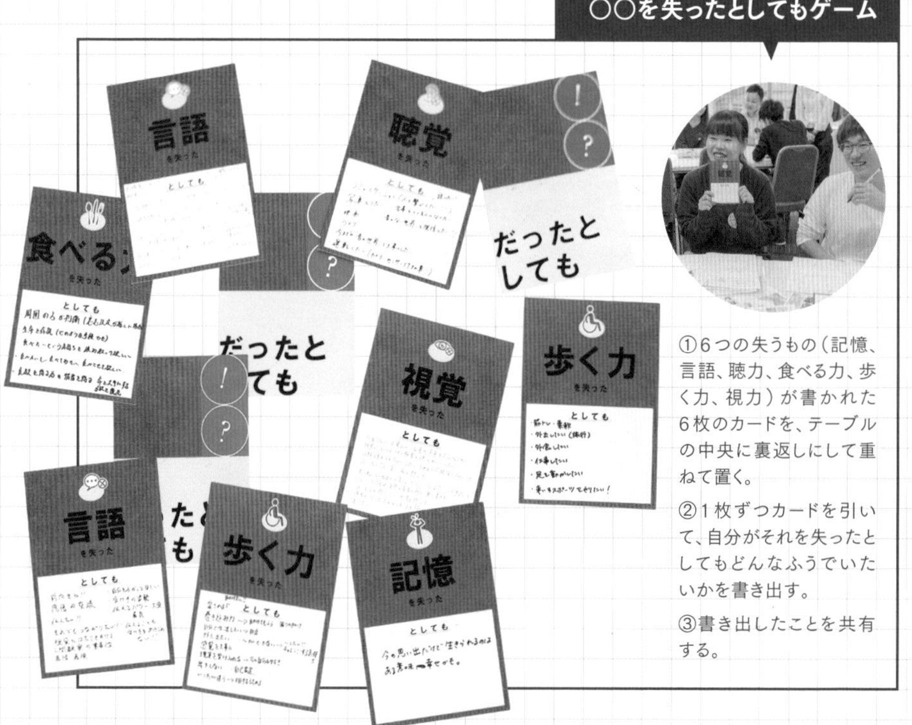

①6つの失うもの（記憶、言語、聴力、食べる力、歩く力、視力）が書かれた6枚のカードを、テーブルの中央に裏返しにして重ねて置く。

②1枚ずつカードを引いて、自分がそれを失ったとしてもどんなふうでいたいかを書き出す。

③書き出したことを共有する。

ンのチェックリスト（発散発想技法）」[*8]を用います。短時間にアイデアを量産したいとき、企画を飛躍させるために有効とされるやり方です。9つの項目の中から、これなら発想できそうだと思うものを複数選びます。

たとえばフレイル予防は、社会参加を推奨しています。そこで、チェックリストから「逆転する」を選んだとします。これまでは「外出する」（既存の要素）だったところが、これからは「在宅する」（新しい要素）となります。

次に、「代用」を選びます。既存の要素は、「講師によるフレイル予防講座」です。新しい要素は、「講師不在で講座を実施しないフレイル予防」。話し合いの結果、「誰もが先生となり楽しみを分かち合うフレイル予防」がいちばんわくわくするということになりました。

ブレストの段階では実現性は問わず、たくさんアイデアを発想し、「それは楽しそう！」と直感で思えるものが出てくるまで続けます。終わったらチェックリストから、いいなと思う要素を抜粋して、キーワードにします。お家でできること、楽しみを分かち合うこと、楽しくできること、誰もが参加できること、さてなんでしょう？

質より量。アイデアを量産するためのツール

オズボーンのチェックリスト
逆転する
転用する
代用する
結合する
拡大する
縮小する
置き換える
応用する
変更する

Download

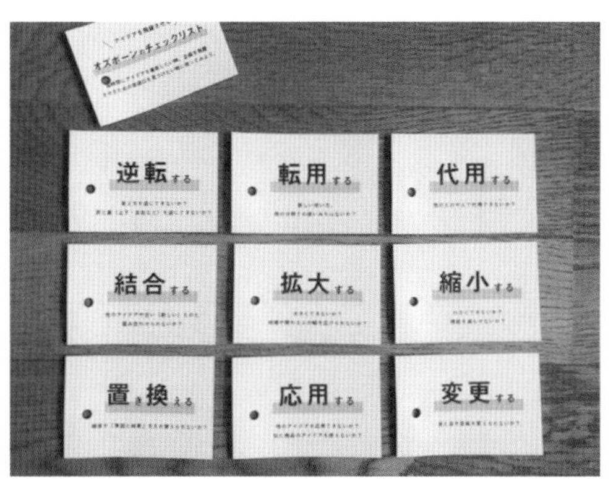

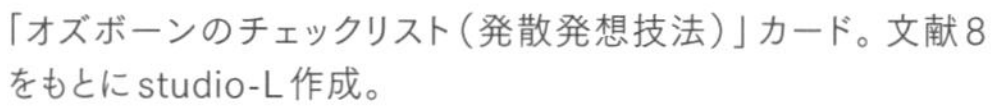
「オズボーンのチェックリスト（発散発想技法）」カード。文献8をもとにstudio-L作成。

今まで
（既存の要素）
オズボーンのチェックリスト
これから
（新しい要素）
外出を推奨
逆転する
考え方を逆にできないか？ 表と裏（上下・左右など）を逆にできないか？
在宅を推奨
虚弱の克服
転用する
新しい使い方、ほかの分野での使い道はないか？
趣味的に取り組む
講師によるフレイル予防講座
代用する
ほかのものや人で代用できないか？
講師不在、講座はしない
シニアだけ
結合する
ほかのアイデアや古い（新しい）ものと組み合わせられないか？
多世代交流
フレイル予防
拡大する
大きくできないか？ 地域や関わる人の幅を広げられないか？
学校の食育と連携
栄養、運動、社会参加
縮小する
小さくできないか？ 機能を減らせないか？
つながりに特化
虚弱になる
置換する
順序や「原因と結果」を入れ替えられないか？
気付けば元気もりもり
講座へ行く
応用する
ほかのアイデアを応用できないか？ 似た商品のアイデアを使えないか？
YouTubeで仲間と学ぶ
シニアだけ
変更する
見た目や意味を変えられないか？
誰もが

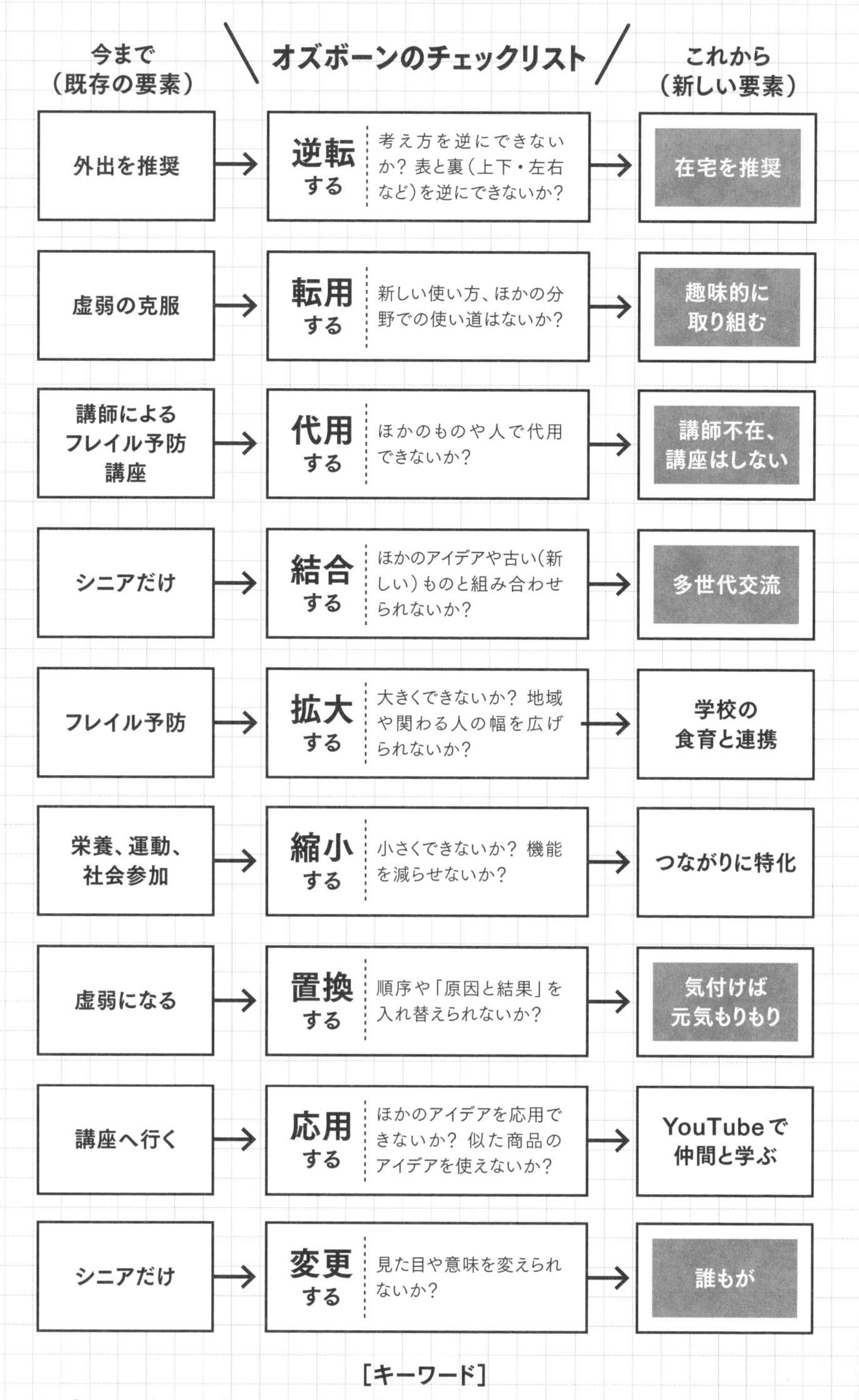

［キーワード］

お家でできる・楽しみ分かち合い・楽しくできる・誰でも参加できる

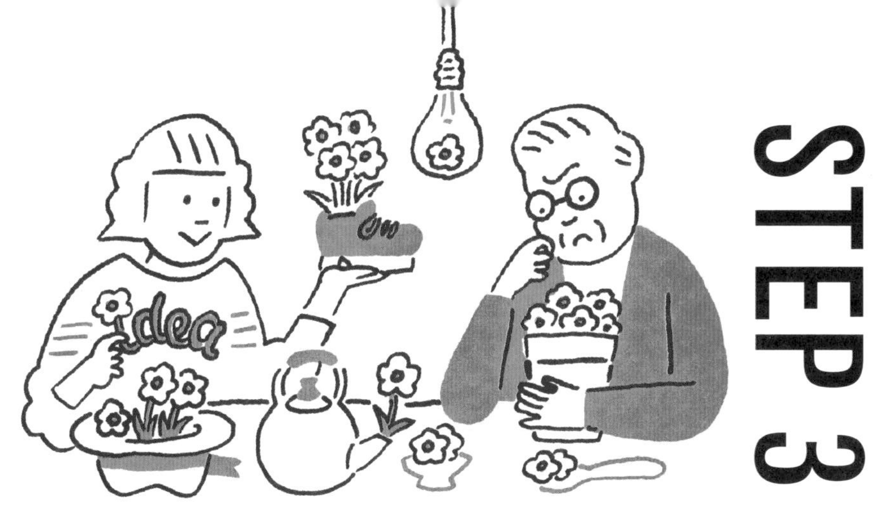

STEP 3

アイデアから企画をつくる

所要時間：2〜3時間くらい

人数：3人

キーワードについて具体的な活動を挙げていく

これまでの経験と事例が物を言う

「お家でできる・楽しみを分かち合う・楽しくできる・誰もが参加できる」というキーワードに辿り着きました。次にそれぞれについて、自分の経験や事例をもとに具体的な活動のアイデアを挙げ、付箋に書いていきます。

「お家でできる」は、野菜づくり、体操、読書、散歩、料理など、「楽しみを分かち合う」は、野菜の種の交換、レシピのシェアなどが出ました。「誰もが参加できる」は難題でしたが、交換日記を郵送する案が出ました。複数人で行うと「楽しくできる」になりそうです。

これらの付箋を整理し、いよいよ企画に向けて検討します。

経験や事例をもとに活動のアイデアを出し合う

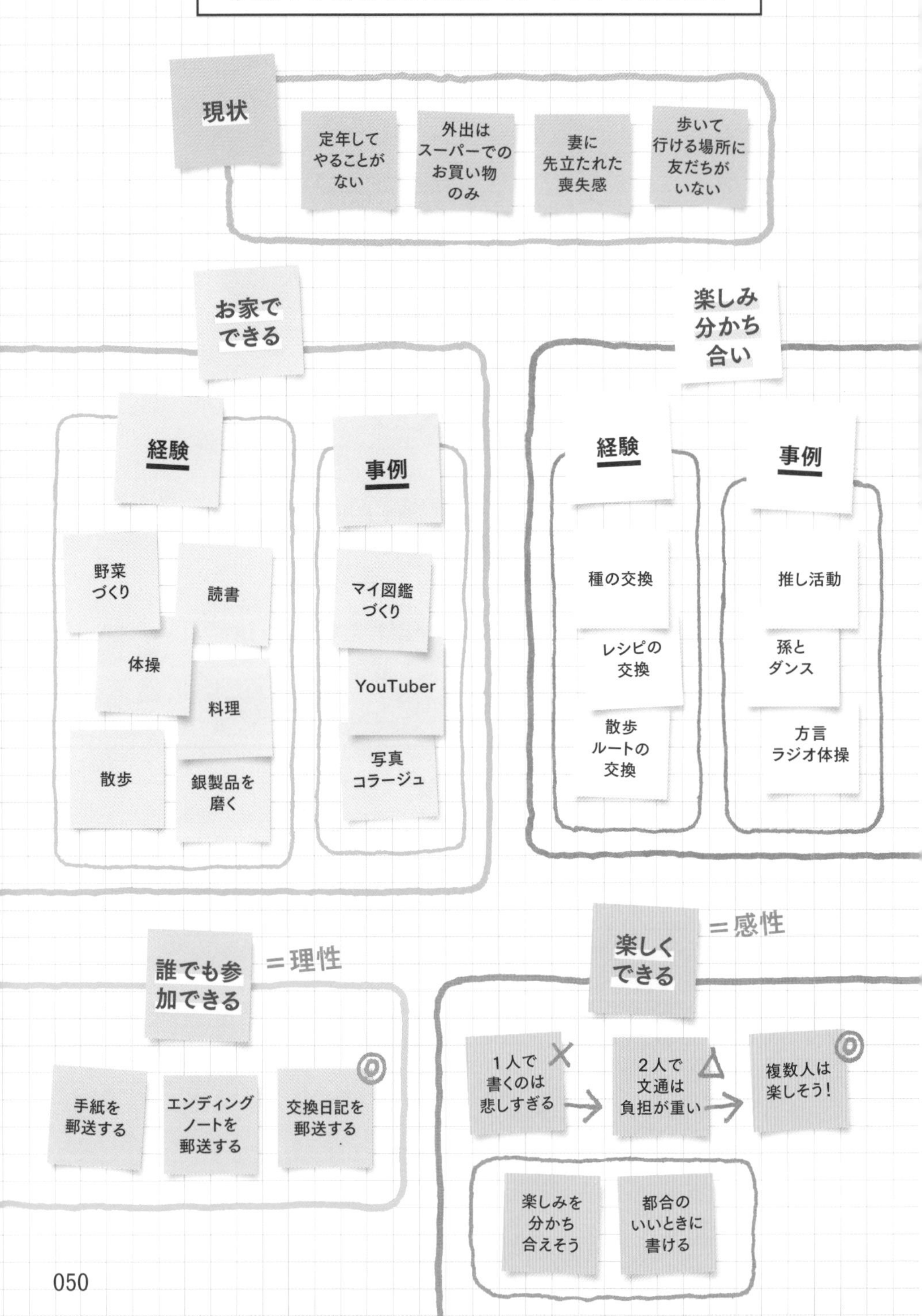

アイデアを整理して企画を生み出す

（写真は介護・福祉のこれからプロジェクトより）

1

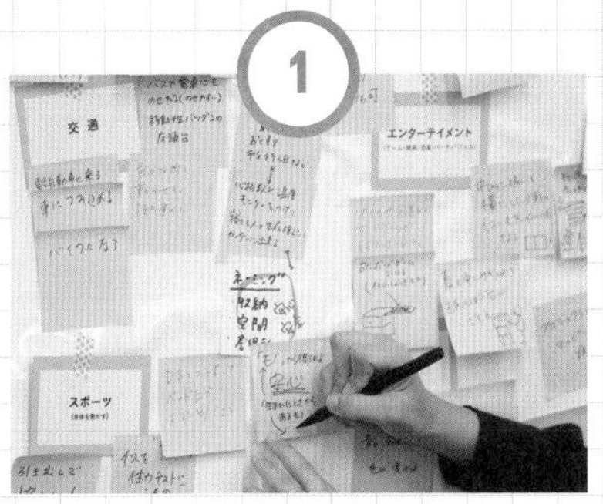

活動を挙げる

キーワードを1つずつ付箋にする。事例や経験から出てきた具体的な活動を、付箋1枚につき1つの活動になるように書いていく。

2

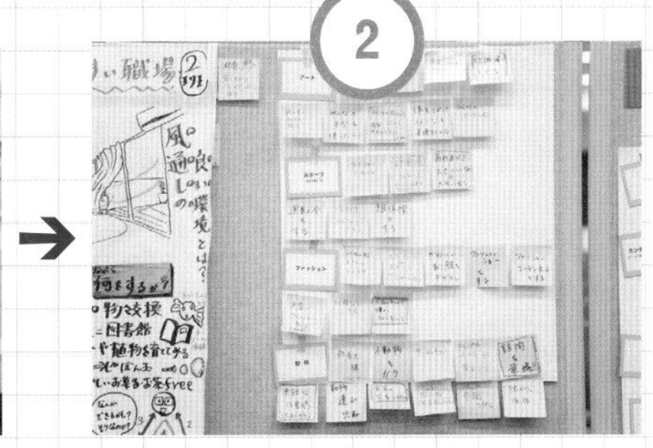

活動をキーワードごとに分類する

キーワードを広いスペースに貼り、そのキーワードに関連する活動を周囲に並べていく。

3

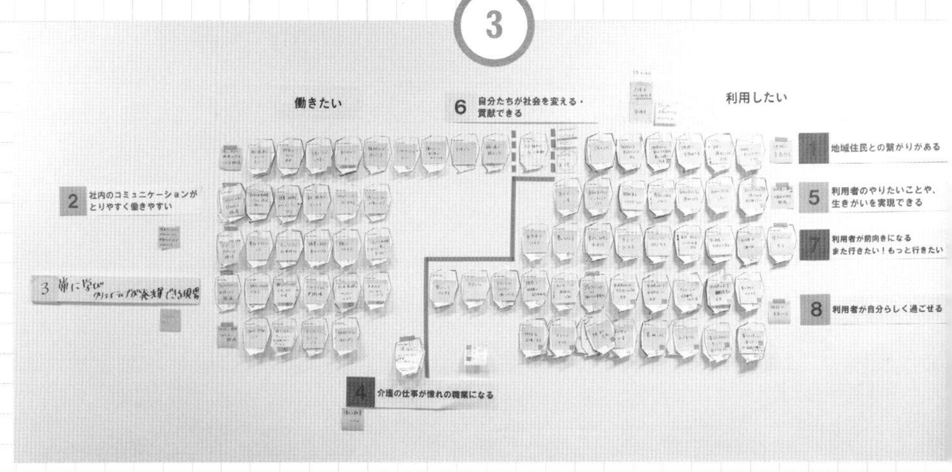

複数の活動からアイデアをつくる

全体を見渡して、活動同士を組み合わせたり、同化させたりできるか考える。たとえば趣味活動として出された付箋である「マイ図鑑づくり」「写真コラージュ」などに、理性と感性に分類された付箋を組み合わせると、「趣味の活動や情報について、写真や文章を使って交換日記に書き、複数人の間で郵送で回す」というステイホームダイアリーのアイデアになる。

紙に書いても裏写りしない水性ペンを使う。マスキングテープがあると、付箋以外の紙も貼り付けられて便利。

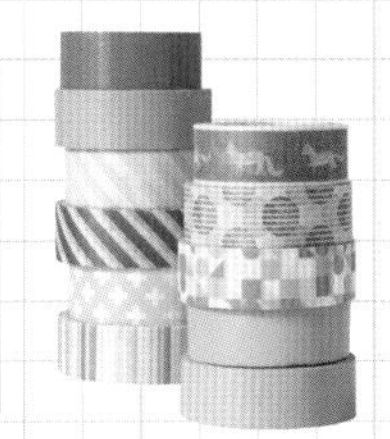

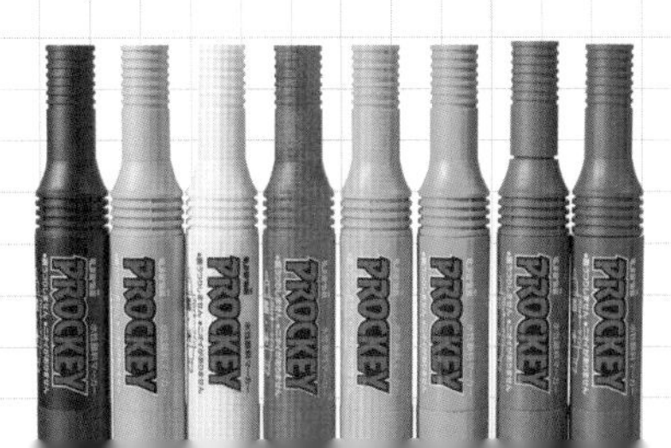

アイデアを育てて企画にしよう

アイデアを組み合わせて理性と感性で検討する

「アイデア」は夢のようなもの、「企画」は実行するものです。経験や事例のいいなと思ったところを組み合わせていくつかのアイデアをつくり、アイデアをいくつか組み合わせてから感性的かつ理性的に見てどう感じるかを検討し、企画にしていきましょう。たくさんのアイデアを寄せ植えにしたり、一輪挿しにしたりして、水をやり適温に保ち、手間ひまかけたものが企画です。

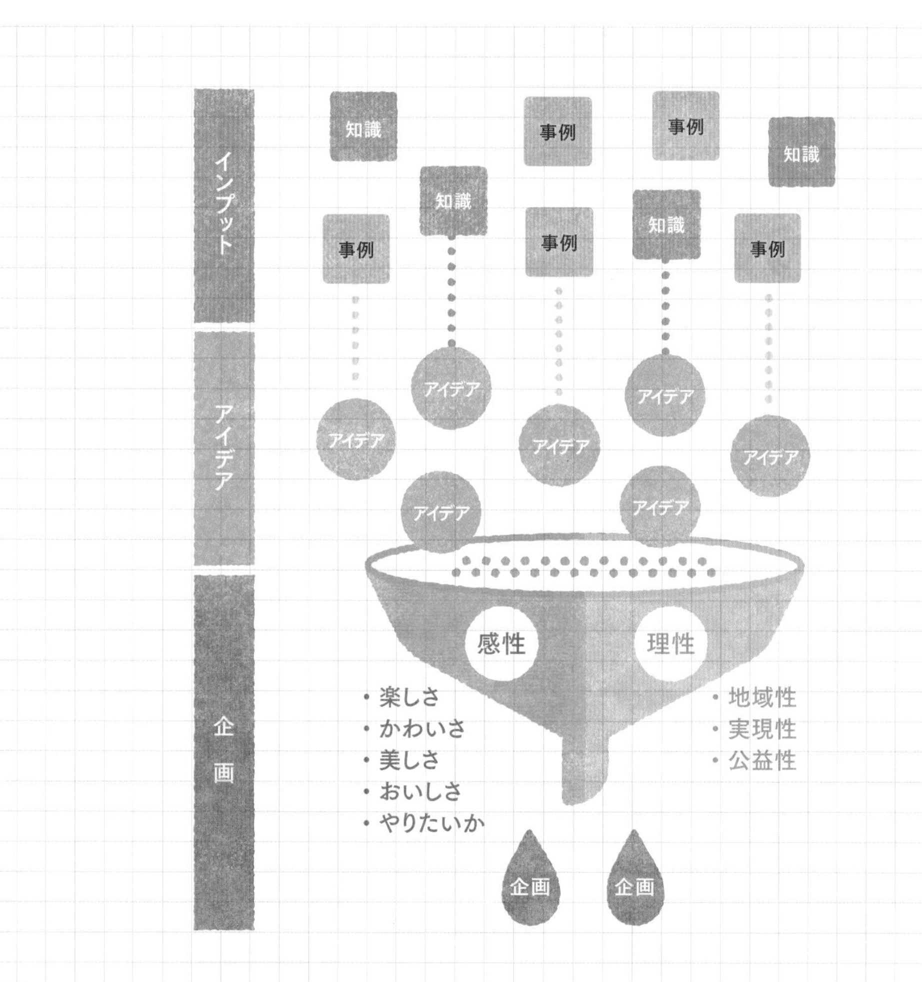

事例収集と実験を繰り返して企画を磨き上げる

企画ができたら、その内容に合わせた事例収集を行い、検討と実験をします。たとえばステイホームダイアリーなら、交換日記の事例収集（現地で交換日記的に使われているものがないか調査）→それらの課題収集→改善のアイデア創出→交換日記の試作品（プロトタイプ）を制作→検証としてプロトタイプの交換日記を回して実験、というプロセスを踏みます。これまで行ってきた事例収集から実験まで、範囲をより限定して繰り返し行ったり来たりし、徐々に次のプロセスへと移行していくイメージです。一連の流れの折々に、シニア、専門家、デザイナーなどとの対話を重ねていきます。

この方法は「デザイン思考」と呼ばれています。医療・介護・福祉の専門家として現場で働く人や、将来サービスを受ける可能性のある市民がこの思考を習得すれば、未来に必要なさまざまな企画を生み出すことができるでしょう。

次に、企画のネーミングを考えます。たとえば、「フレイル予防のための交換日記プロジェクト」としてしまったら、企画の魅力が台無しです。「おうち交換日記」「予防日記」「つながる日記」など候補をたくさん付箋に書いて、いいなと思う名前は出力して壁に貼ります。5〜10文字程度のできるだけ短い言葉となるように配慮しましょう。今回の場合は、「ステイホームダイアリー」という企画名になりました。

ネーミングの考え方はQ3（96ページ）へ

対話から仲間が生まれ
仲間から実践が生まれる

対話によって机上の空論から抜け出そう

このSTEPについて、「机上の空論から抜け出せない」という相談をよく受けます。空論となってしまうのは1人で考えているからなのか、そのほかに原因があるのかが気になりますが、まずは1人で考えるのをやめ、対話することが必要です。

対話の意味をより深く理解するところから始めましょう。対話（dialogue）という言葉は、ギリシャ語の「dialogos」という言葉から生まれました。logosとは「言葉」、diaは「〜を通して」という意味であり、言葉を介して心が動く様子が見えてきます。自分が発した言葉に相手が反応し、うれしかったり、ズレていると感じたりする。そんな対話を重ねることで相互理解を促し、人と人や人と社会をつなぐ役割を担っているのが対話です。

だからこそ人と人が集まる場では、対話することが大切です。ここでは対話の中で使われる言葉に注目します。今はないものを発想したり、社会的な課題を解決しようとするとき、頭の中にある考えは、まとまっておらず、すぐにはっきりした言葉で伝えることができません。そのためいろいろな言葉を使って、何度も意見を出します。

言葉にしていくうちに、誰かの内側に秘められた思いを聞いて、「私もそう思っていた」「それはとてもいいアイデア！」と感じる瞬間があるでしょう。自分だけではなく、同じようにシニアの状況を心配し、健康を願う人がいることに気づきます。それが「共感」です。共感し合う仲間たちの間では、より安心感を持って発言したりアイデアを出したりできるはずです。「それ、ぜひやってみよう」「どうしたら実現できるかな？」と、実践へ一歩を踏み出すことも怖くなくなるでしょう。

小さく素早く始めよう

他者と自分がよい関係をつくり続けようとして、気付くこと。関係をつくる中で、実践すること。これが机上の空論から抜け出すコツです。だからこそ、あなたが「楽しそうだ」と思えることを原点にしてください。企画段階では仲間が少ないほどよく、小さく試してみることができます。失敗しても痛くない程度に始めることです。企画が決まれば、素早く参加者を募りましょう。

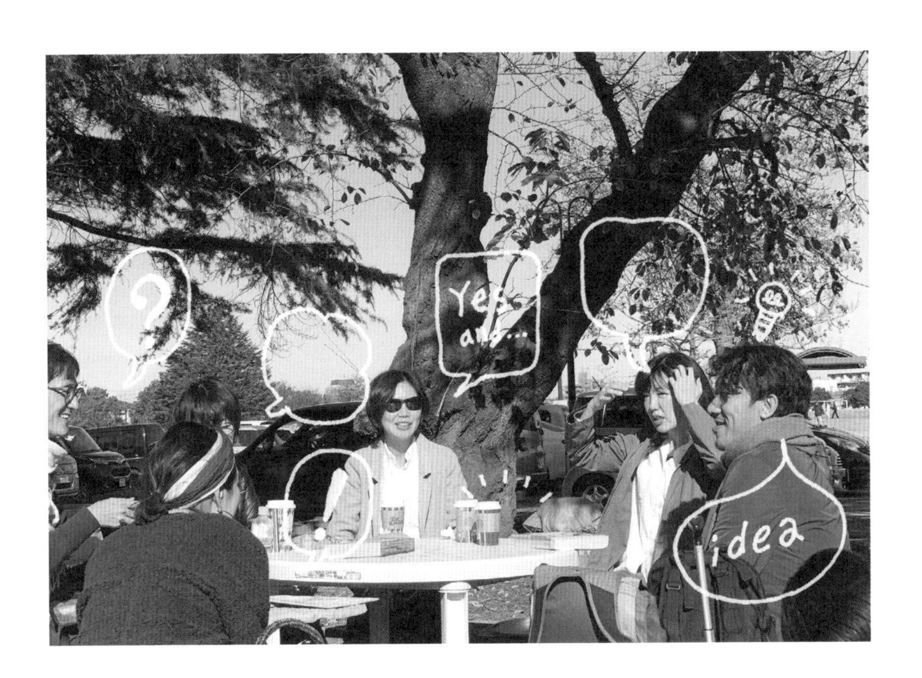

STEP 4

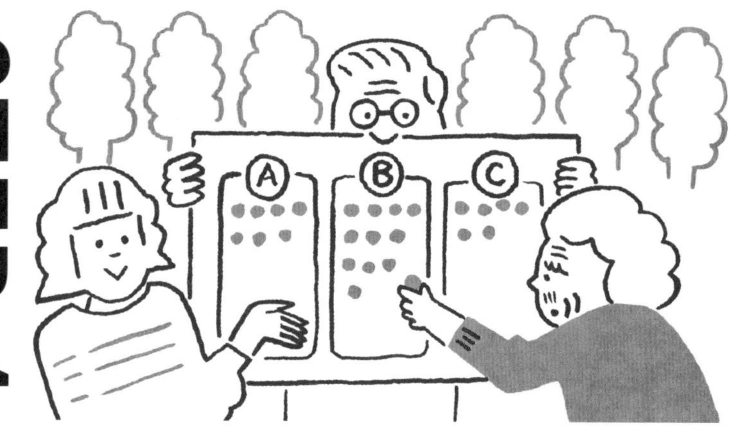

どんな人に来てもらいたいかを具体的に想像する

所要時間：3時間

人数：4人

対象者の人物像をイメージ

ペルソナをつくり、インタビューで掘り下げる

参加者を募るために、まずヒアリングを通して、「企画に参加してほしい人」を掘り下げていきます。

ここではインタビュー調査が有効です。公共事業の場合、人口2000人程度の自治体であれば、50人程度の住民を対象にします。インタビューは1人ずつ実施し、1人あたり60分程度の時間をかけます。

インタビュー対象者を決める際は、どんな人を対象にインタビューしたいのか、年齢や性別など人物像の基本構成をまとめておきます。これはペルソナシートといい、対象者の人物像（ペルソナ、対象者像）を具体化するために使います。その上で、行政や公的な役割を担っている機関から3〜5人程度紹介してもらい、以降はインタビュイー（インタビューされた人）から2〜3人紹介してもらうことを繰り返して、インタビューの対象者を広げていきます。インタビューされた人は後に参加者となったり、プロジェクトのメンバーとなったりして活躍してくれる可能性があります。

インタビュー内容は、使える時間から設計します。自分に関する基礎的な質問はすぐに答えることができますが、

属性や生活から
行動や好み、習慣まで

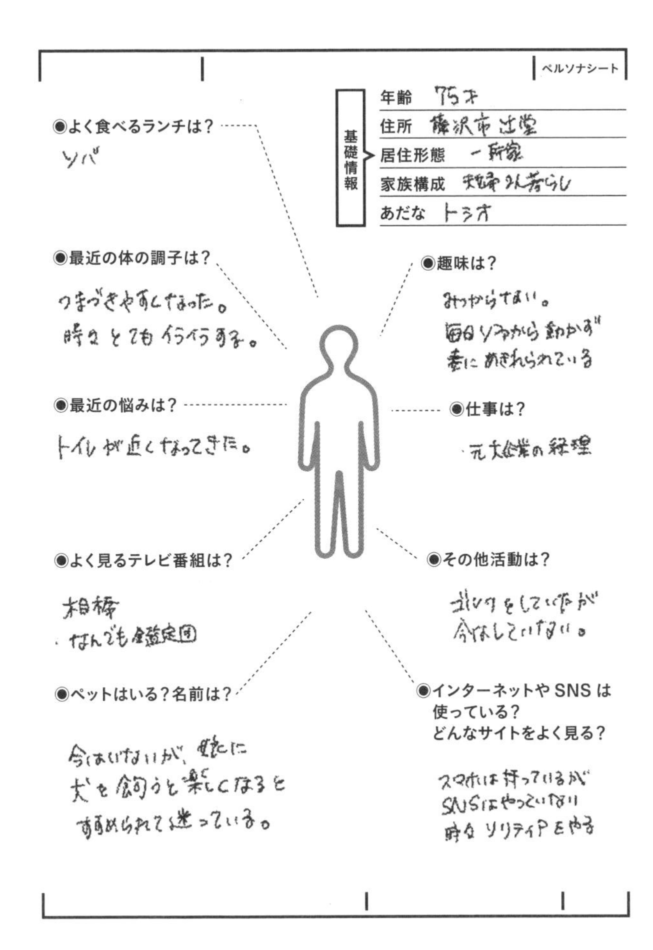

個別のインタビュー調査で得られた回答は、まず1人1枚ずつペルソナシートに記入していく。複数のインタビュー結果を総合して1つのペルソナシートをまとめると、当初想定していたペルソナがさらに具体化したり、変化したりすることもある。1人の人物として想像できるようなペルソナシートをまとめよう。

今はまだないサービスやまちの未来についての質問は、答えるのに時間がかかります。そのため60分のインタビューでは、基礎項目以外の質問は、多くても6個程度にしておくと時間内に聞き終えることができます。ただし、用意した質問が、すべて聞けなくても構いません。

インタビューを終えるときには、「これが最後の質問です」と伝えると、相手もそのつもりで話をしてくれるので、スムーズにインタビューを終えることができます。

独自ニーズ調査を実施する

もっと手軽な方法としては、情報番組などの独自調査のように、周囲の10〜20人に立ち話程度の短時間で聞く方法もあります。たとえば、リタイアした男性を対象にした場合は、①最近ひまだと思いますか（選択式の項目として、とてもそう思う、そう思う、わからない、忙しい）、②これなら参加したいと思うものはありますか（自由記入）、③何か始めるならいつがいいですか（選択式の項目として、平日午前、平日午後、休日午前、休日午後、その他）というように、聞きたいことを3つ程度にまとめ、結果を集計しやすいようにメモを取るようにしましょう。Googleフォームで入力シートを作成すれば、入力と同時に自動で集計されるため、とても便利です。

このヒアリングでは、地域の資源や課題が見えてくることがあります。これまでのブレストや企画づくりで仲間から出てきたものとは異なる視点からの情報は、思わぬ発見につながるかもしれません。

いろいろな場所でヒアリング

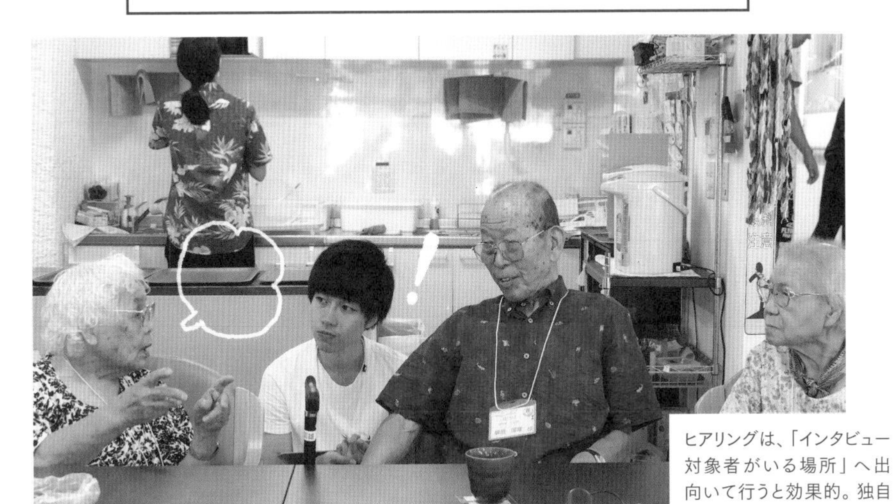

デイサービスで

ヒアリングは、「インタビュー対象者がいる場所」へ出向いて行うと効果的。独自ニーズ調査のように対象者を特定しない場合は特に、地域の人が集まっている場所へ自分から足を運ぼう。リラックスした状態で話を聞くことができるし、地域の環境や人間関係などインタビューからはわからないことが見えてくる場合もある。

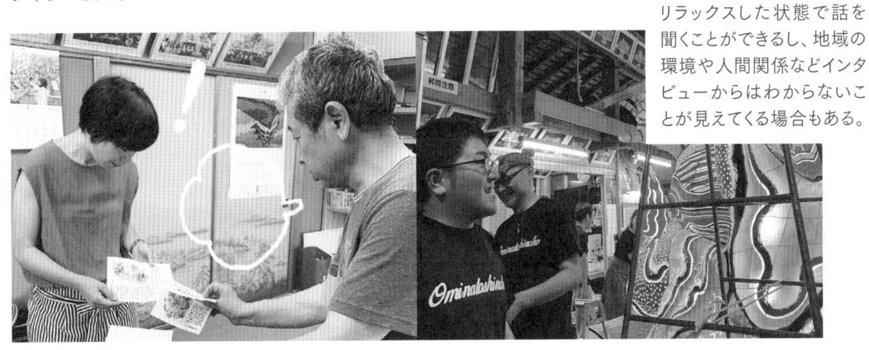

ねぶた会館で

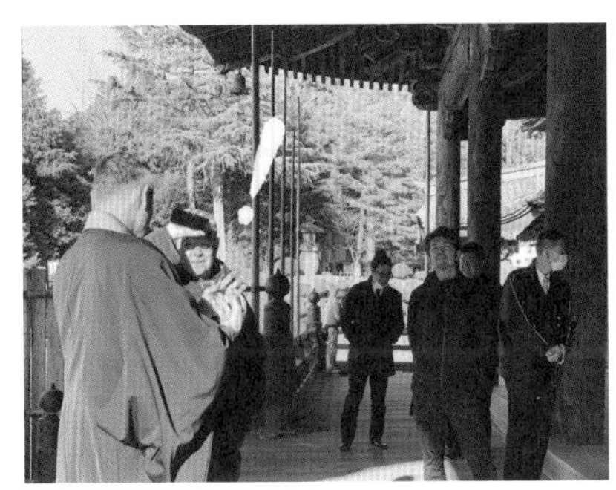

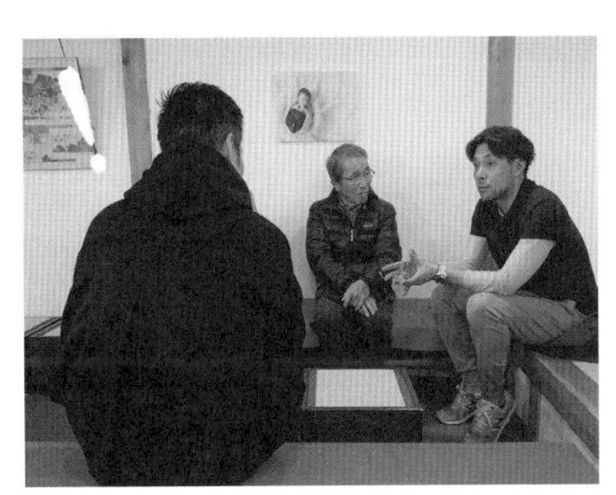

お寺で

神社で

STEP 5

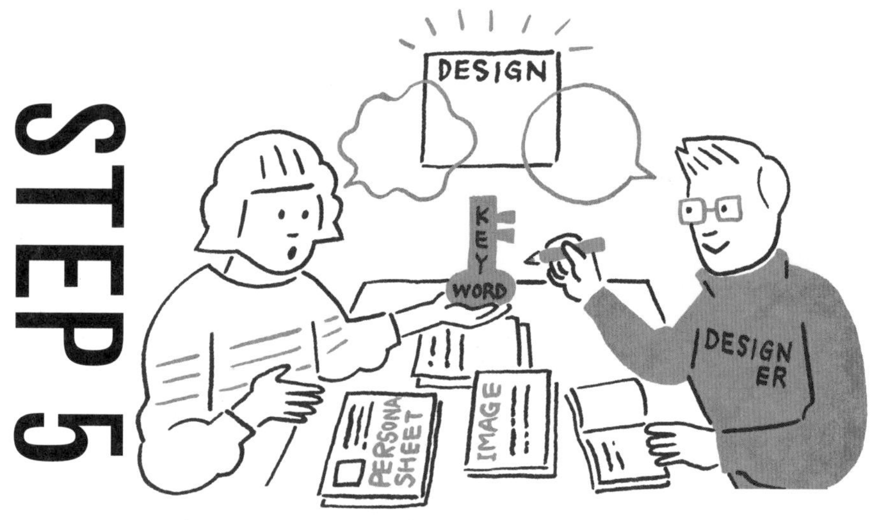

参加者を募るための
ビジュアルデザインとプレゼン

所要時間：1アイテム3時間くらい

人数：5人

対象者像に合わせて情報を届ける方法を考え、
効果的に広報する

対象者の人物像が決まり、地域の資源や課題も見えてきました。いよいよ参加者を募集します。

社会学者シェリー・アーンスタインによると、住民参加は情報を共有することから始まります[*9]。プロジェクトの参加者募集も、情報を届けて見聞きしてもらうことから始めます。

情報は、チラシ、ポスター、のぼり旗など物理的な広報媒体を作成して発信する場合と、SNSなどを使ってオンライン上で発信する場合があります。

届けたい人に合わせてカタチと手段を考える

たとえば、紙のチラシは1000枚印刷して配布しても、そのチラシを見て来てくれる人は1％程度といわれています。また地域によっては、チラシよりもまちなかのポスターの方が周知しやすい場合もあるでしょう。STEP 4で集めたヒアリング結果やペルソナシートをもとに、どんな人に参加してもらいたいのか、参加してもらいたい人は情報をどうやって手に入れているのか、できるだけ具体的にイメージしながら情報を届ける方法を検討します。

ステイホームダイアリーでは、担当課の保健師の皆さんとどんな人に参加してもらいたいのか話し合い、リタイアして毎日テレビを見ているようなシニア男性に来てもらうことを想定してチラシを作成しました。こうした男性が好んで見ているだろうと思われるテレビ番組を洗い出し、テレビ朝日の刑事ドラマ『相棒』のようなデザインやキャッチコピーを選びました。またクロスワードパズルを好むような男性に来てほしいとも考えたため、チラシの裏面にはクロスワードパズルを掲載し、解くと「あなたのでばん」という文字になるようにしました。リタイアすると外出機会が減ると予想されたため、配偶者に連れて行かれる可能性のあるスーパーマーケットなどでこのチラシを配布しました。

大切なのは、地域や対象者像の関心や気分に合わせた方法で情報を届けることです。

手に取りたくなる広報媒体をデザイナーと一緒に考える

広報媒体の作成にあたっては、ぜひプロのデザイナーに

プロのデザインが参加者を惹きつける

依頼しましょう。ただしデザイナーにすべてお任せでデザインしてもらうのではなく、デザインしてもらうための準備から始めましょう。

準備とは、美術館や書店に置かれているチラシやパンフレットから、イメージに近いデザインを探しておくことです。美術館や書店が近くになくても、行ったときにこまめに集めておきます。どうしても入手できないときは、インターネットか、チラシのデザインを多数収録している書籍から、イメージに近いデザインを探します。

イメージするチラシが見つかったら、STEP 4で絞り込んだ「参加してほしい対象者像」に合わせて、キャッチコピーやデザインの方向性、テーマカラー、フォント（字体）、イラストの有無、用紙の質感などを、デザイナーと一緒に考え

相棒募集！
人助けをしませんか？
楽しみを活かして
藤沢市では健康寿命日本一「人生100年時代支えあうまち」を目指して、市民の皆さんの社会参加を推進しています。今年度は、健康づくりに寄与する地域活動を募集します。また新たな地域活動をお考えで、あなたの経験や特技を地域に還元し、実践するための6回講座を開催します。興味のある方は奮ってご応募ください。
LECTURE 1 10/15(TUE) 企画する
LECTURE 2 11/12(TUE) 楽しみを活かす
LECTURE 3 11/21(THU) 実践
LECTURE 4 12/17(TUE) ふりかえり
LECTURE 5 1/21(TUE) 来年会議
LECTURE 6 2月中に開催 仲間募集
お問い合わせ
藤沢市役所地域包括ケアシステム推進室（担当：吉川、石田）
電話：0466-50-3544　FAX：0466-50-8415
Mail：fj-houkatu-s@city.fujisawa.lg.jp
※Mailの場合は件名に「地域さんかく塾参加申し込み」と明記してください。
受託：株式会社 studio-L　協力：慶應義塾大学SFC
楽しみは家の中より
まちの中にある!!カモ
開催時間／15:00〜17:00　場所／ふじなみ交流センター（藤沢本町駅徒歩5分）

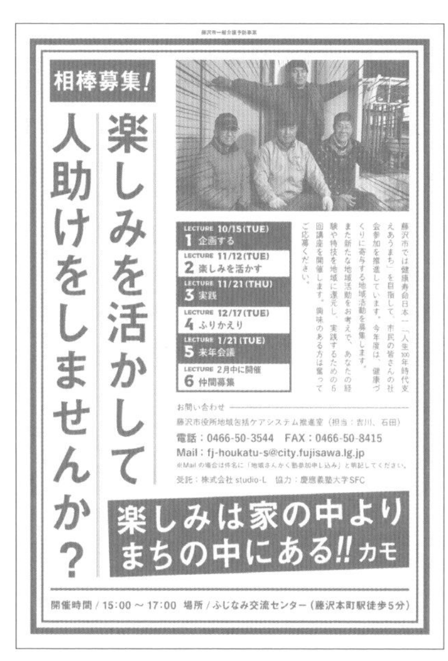

地域さんかく塾　応募用紙

電話でお申し込みの場合
地域さんかく塾参加のお申し込みと伝えてください。
藤沢市 地域包括ケアシステム推進室
(0466) 50-3544

FAXでお申し込みの場合
以下フォームに必要事項を記載し、送付してください。
藤沢市 地域包括ケアシステム推進室
(0466) 50-8415

ふりがな			
氏　名		性別	男　・　女
電　話		年齢	歳
住　所			
メールアドレス			
応募動機			

クロスワード　A~Fの順に並べてできる言葉はなんでしょうか？

ヨコのカギ
① 話し方の調子。高低または強弱の関係。
② 甘○○○○、糸引き○○○○、寿○○○○
③ ノーベル賞が創設された国。

タテのカギ
④ 弦楽器の中で最も低い音が出る楽器。
⑤ 血液中の血糖が慢性的に多い状態となり、血糖値が高くなる病気。○○○○○病。
⑥ へその少し下のところ。下腹の内部にあるところ。

ANSWER
A B C ／ D E F

ステイホームダイアリーの前段階として実施したワークショップ「地域さんかく塾」の第1回募集チラシ（2020年）。対象者像である60代以上の男性が写っている写真を用い、その世代の男性が見慣れている新聞や週刊誌のようなデザインにした。いちばん伝えたいメッセージは老眼鏡がなくても読める大きな文字にしている。「楽しみ」「人助け」という言葉を用い、「対象者＝ケアされる人」というイメージを避け、対象者像のプライドや好奇心を刺激することを意図した。

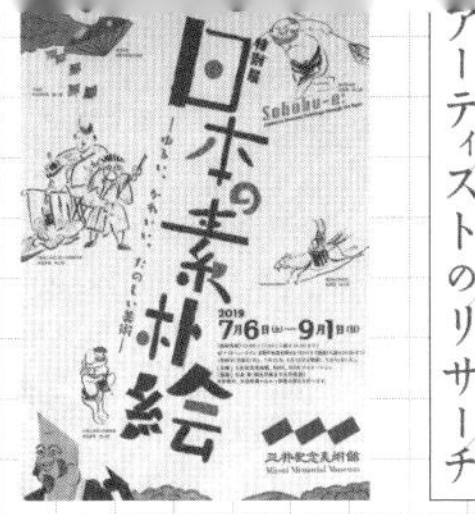
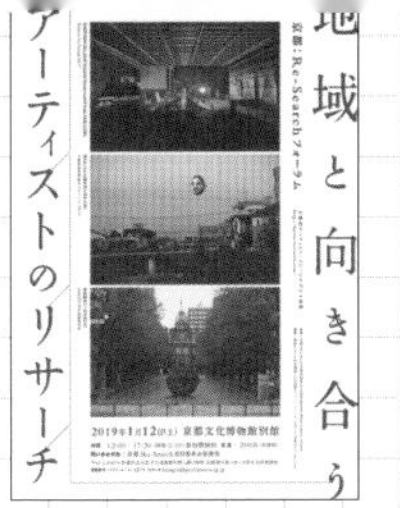
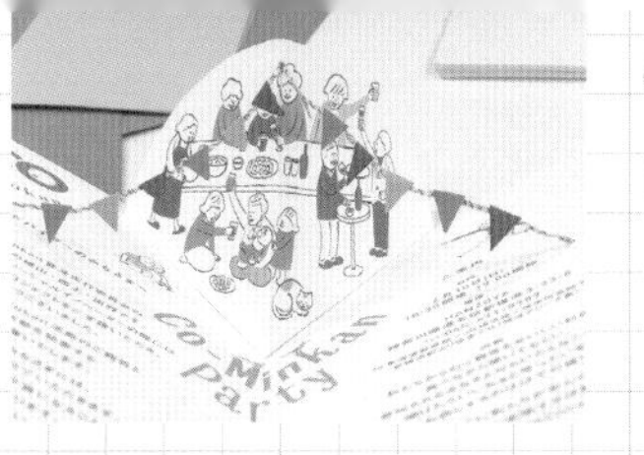
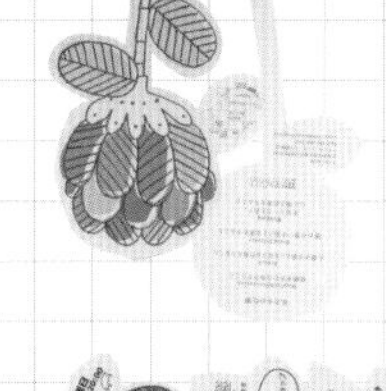
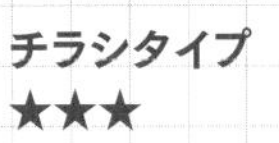

チラシタイプ

★★★

WordやPowerPointで
作ってコピーしてもOK

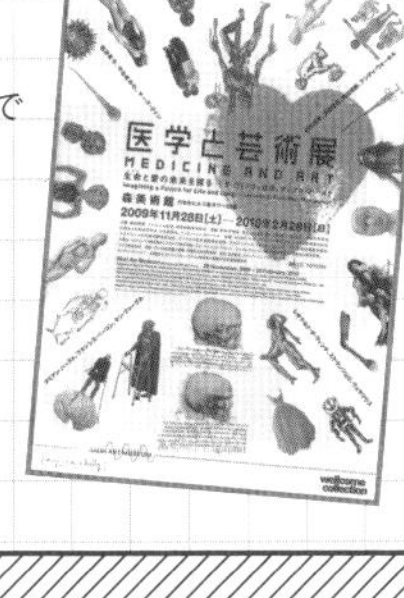
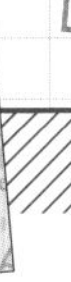
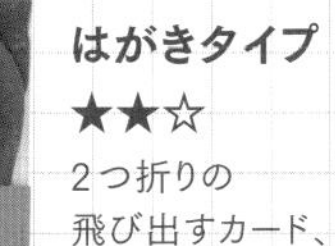

はがきタイプ

★★☆

2つ折りの
飛び出すカード、
型抜きなど

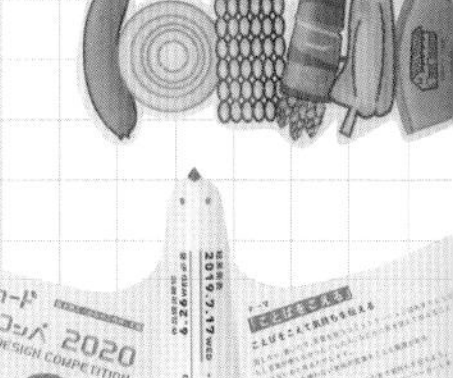
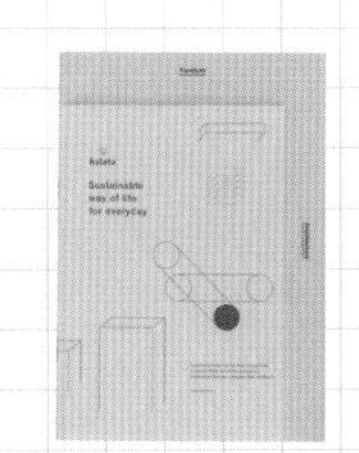
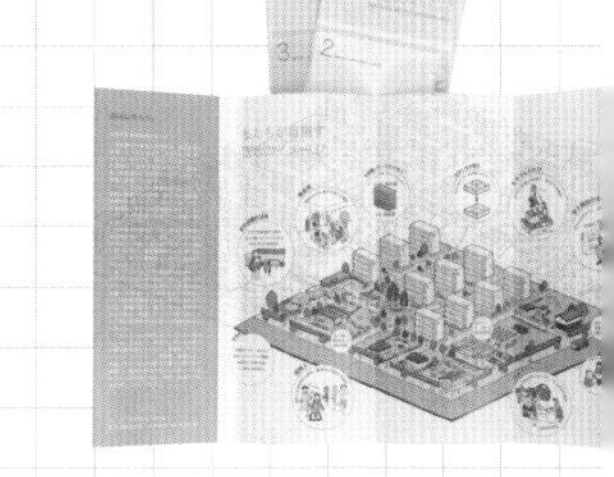

チラシいろいろ

面白い、かわいい、いいな、と感じるチラシに出会ったら、普段から収集しておく。筆者は色やテーマ別に分類して、キングジムのいちばん厚いクリアファイルに入れてファイリングしている。

真似しやすいものは3つ星、★が少ないものはデザイナーと作るのがよい。

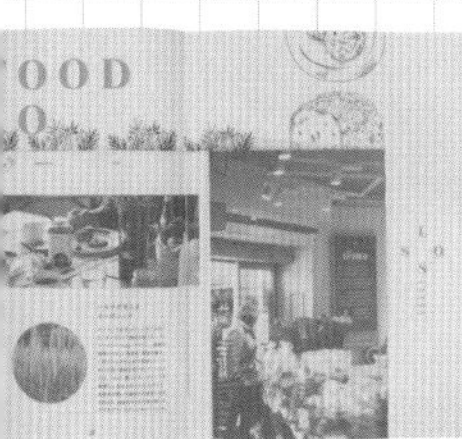
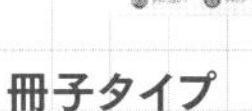
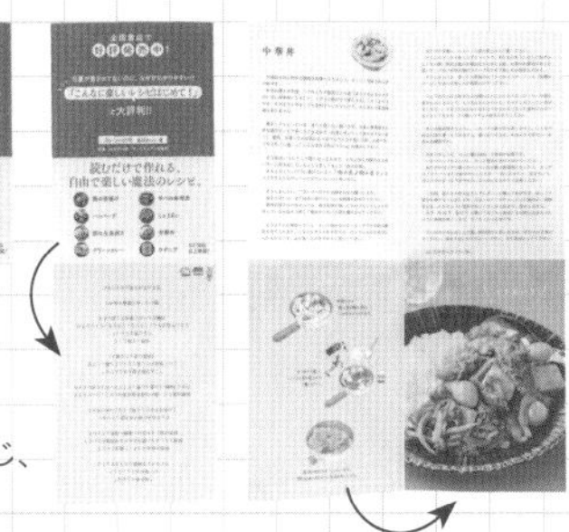

冊子タイプ

★☆☆

複数ページ中綴じ、
1枚の紙を折る

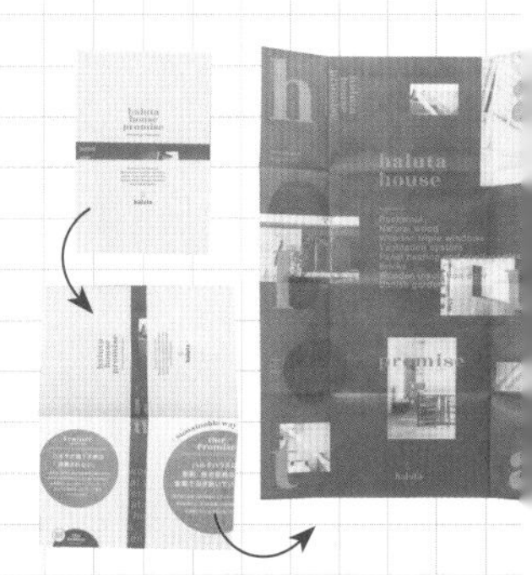
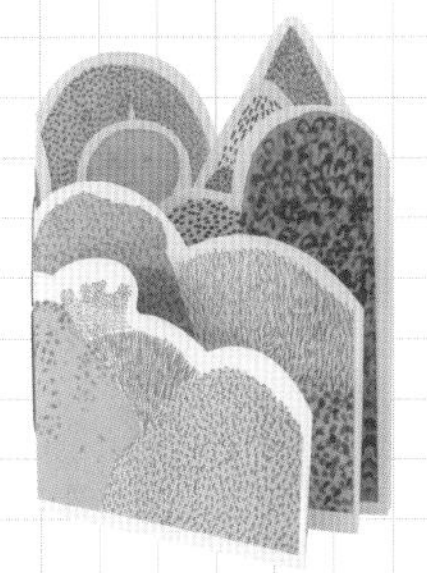

山の形に型抜きした
ページを綴じた冊子

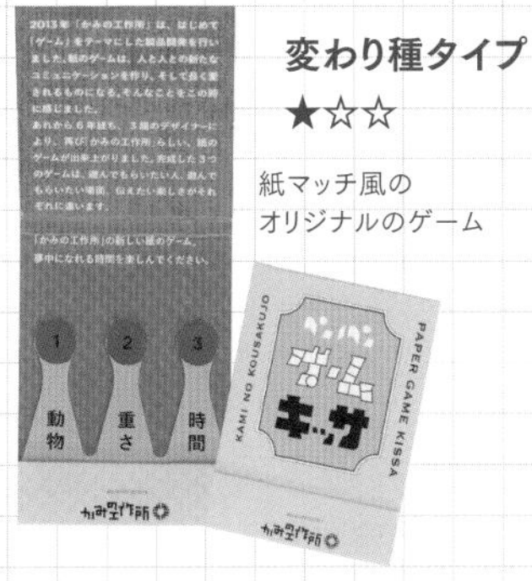

変わり種タイプ

★☆☆

紙マッチ風の
オリジナルのゲーム

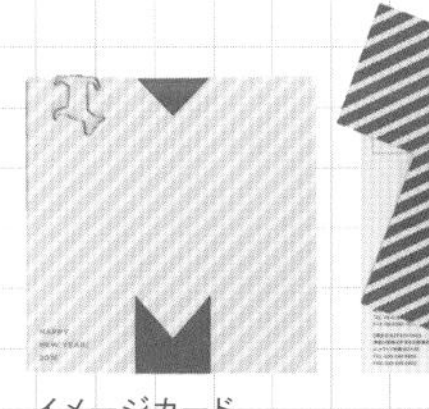
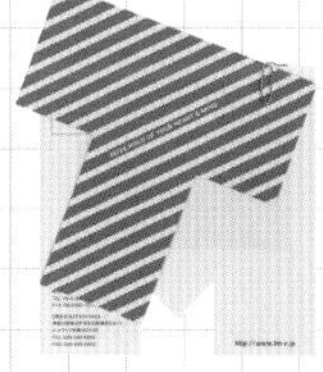

イメージカード

デザインの修正は3回くらいまで

ます。また、いちばん伝えたいことをキーワード化します。

具体的に対象者像を思い描くほど、広報媒体の完成度は高くなります。逆に思い描けていないと、何度チラシをデザインしてもらっても、イメージと異なってしまい、修正を繰り返すことになります。修正を繰り返すほどデザイナーが疲弊してしまい、デザインの質が落ちていくこともあります。

デザイナーを見つけるときは、Instagramのハッシュタグで「地域名」＋「デザイン」もしくは「デザイナー」と入力して検索すれば、身近な地域で探すことができます。Instagramに投稿される写真やデザインを観察しながら、イメージを共有できるデザイナーを探しましょう。また地域を問わずデザイナーを探す場合は、スキルを売り買いするマーケットがオンライン上にはたくさんあります。マーケットからすぐに依頼することもできますが、デザイナーのウェブサイトやSNSを探して、自分たちのプロジェクトと相性のいいデザインができそうかを確認してから、仕事を依頼しましょう。

デザイン案が固まってきたら、「正しさ」と「楽しさ」の両方の要素が入っているかを点検してください。「正しさ」だけでは、すぐに行き詰まってしまいますし、人はなかなか動きません。感性に訴えかけるような「楽しさ」「おいしさ」「笑い」などが入っているか、周囲の目も借りてチェックしましょう。それ以外にも、伝えたいことは短い文章で書かれているか、問い合わせ先や申し込み方法が明記されているかなど、合わせてチェックしましょう。

SNSを対象者像に合わせて投稿する

SNSも活用します。チラシは印刷と配布に時間がかかることを考えると、スピーディーに情報を届けるにはSNSに勝るシステムはありません。ただし多くの人が使うSNSの中で、訴求力を持つには工夫が必要です。対象者像に合わせたSNSを選び、投稿する時間帯なども工夫しましょう。

SNSの利用状況は、総務省が調査しています*10。世代別に見ると、10〜20代は圧倒的にTwitterとInstagramを使っており、特に20代の8割がTwitterを利用しています。さらに平日の21時以降と休日の22時以降にはテレビを見ながらインターネットを利用しているので、若者に訴求したい場合は、TwitterかInstagramで夜に投稿すると目に触れる機会が多くなります。

30代は5割以上がInstagramを使っています。40代、50代になると3〜4割の人が何らかのSNSを使っています。30〜50代は平日の昼食前後、もしくは22時以降に投稿するの

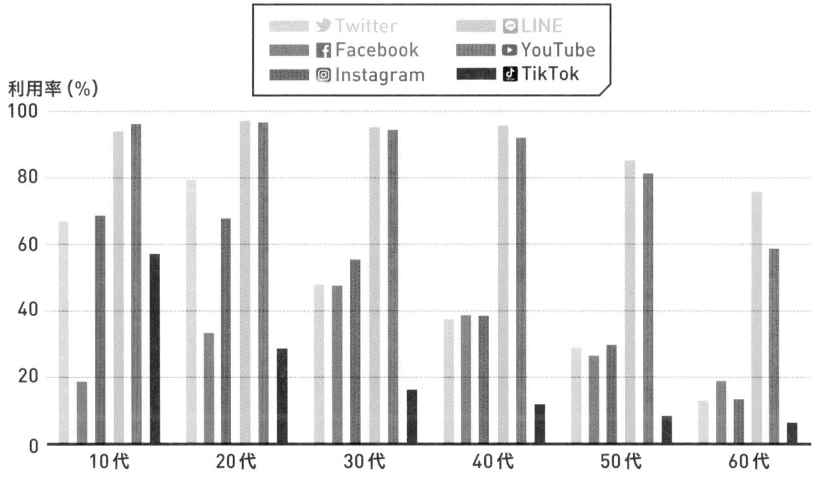

令和２年度（2020年）の年代別におけるSNS/アプリ等の利用率

総務省(2021). 令和２年度 情報通信メディアの利用時間と情報行動に関する調査より

がよさそうです。60代では、Facebookが最もよく利用されています。60代は、夜にテレビだけを見ている人が多いため、午前中に投稿しておき、昼食時から15時くらいまでの間に見てもらうのがよさそうです。さらに男女別に見ると、男性はTwitter、女性はInstagramの利用者が最も多くなっています。世代、性別、投稿の時間帯、どのSNSを使うのか、投稿する内容は文字、写真、動画のどれにするのかを考えたら、実践あるのみ。コツコツ投稿を積み重ねて、フォロワーの獲得にチャレンジしましょう。

またチラシのイメージとつながるように、共通のアイコンやキーカラー、画像を使うとよいでしょう。デザイナーにSNS発信用の素材も依頼しておくか、少なくともSNSなどインターネットでの発信についても許可を得ておきます。

まちに出かけて直接出会って伝えよう

人の集まる場所で参加者を募集する

広報媒体ができたら、人が集まっているところに出向いて参加者募集の説明会を開催します。説明会では、あなたの企画について、意見交換をする場なのか、新たなものを生み出す場なのかなど、趣旨を丁寧に説明し、質疑にも丁寧に対応します。説明会を開催することで、企画者の顔が見え、応募者に安心感を与えるだけでなく、内容を勘違いしたまま参加してしまう人を減らすことができます。

企画を多くの人に知ってもらうために、最も重要なのは、会場選びです。会議室やホールなどクローズドの場所では、わざわざ足を運んでもらうことになります。それでは偶然

もともと人が集まっている場所を選ぼう

見た、通りすがりに見たというような、「浮動票」を得ることはできません。そこで人通りがある公園、駅前、大型商業施設など、オープンな場所で説明会を開催します。こういう場所は会場費用が高そうだと思うかもしれませんが、公共性が高いと認められた事業は無料になったり、減免措置があったりして、公共施設と同等の利用料になる場合があります。まずは「ここならいろいろな人が来てくれそうだ」と思える場所を見つけ、交渉しましょう。

ステイホームダイアリーはフレイル予防がテーマであるため、シニアが多く訪れるスーパーマーケットと病院の待合室にチラシを置いてもらいました。それだけでなく、年金受給日のスーパーマーケットで説明会を開催することも計画していました(が、コロナ流行のため断念)。このときに少しでもデザインされた企画書やチラシがあると、足を止めてもらいやすく効果的です。

聞き手とつながるプレゼンをする

もう1つ、通りすがりの人に足を止めてもらうためには、プレゼンテーション(プレゼン)の腕も磨きましょう。ここで覚えておきたいのは、プレゼンとスピーチは目的が違うということです。スピーチは「話す(speak)」の名詞形で自分が主体です。一方プレゼンの語源は「プレゼント(present)」ですから、自分の話を相手に「贈る」という意識を持たなければなりません。話したいことを話すのはスピーチ、聞きたいことを話すのがプレゼンです。今目の前にいる人への

プレゼンは聞き手への贈り物

贈り物が「プレゼン」ですから、言葉だけでなく視線や表情、姿勢を届けることも大切です。準備した文字やビジュアルに集中しすぎず、聞き手の反応や様子にも気を使って、「聞き手とつながる」ことを意識しましょう。

プレゼンは、「伝えること」によって聞き手の気持ちや態度、行動を変容させることが目的です。どんな風に変容させたいかを予め明確にして、聞き手の喜ぶ顔や気持ちを想像しながら、プレゼンのストーリーをつくります。プレゼンですべてを出し尽くす必要はありません。全部出しすぎるとスピーチになる危険性があります。質疑応答の時間も大切で、そこで質問が出たら聞き手が興味を持ってくれた証拠。プレゼンでは内容的に少し余裕を残しておいて、質問が来たら「待ってました」と喜んで応じましょう。

うまくいくプレゼンのポイント

企画をうまく説明できない、という声をよく聞きます。プレゼンテーターが気をつけることは、短い時間で的確に情報を伝えることだけではありません。人間は言葉から約3割の情報を得て、言葉以外の身振りやジェスチャー、ファッションなどから残りの約7割の情報を得るといわれています。つまりプレゼンテーターは、話す内容はもちろんのこと、当日の立ち居振る舞い、表情、服装から笑いのタイミングに至るまで、すべてに気が抜けません。事前に準備するポイントは次の4つです。

プレゼンで事前に準備するポイント

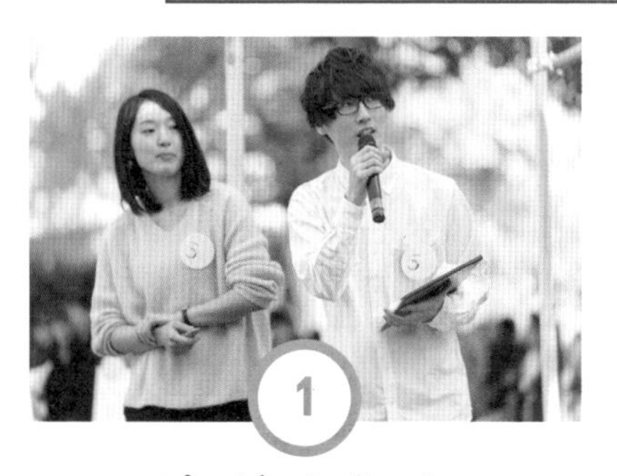

1

プレゼンに合った ファッションを用意する

チラシなどのテーマカラーに合わせた清潔感のある服装にしましょう。枯れ葉色は背景になじんで目立たなくなります。また着ぐるみなど奇抜な恰好はしません。服装だけが注目されてしまいます。

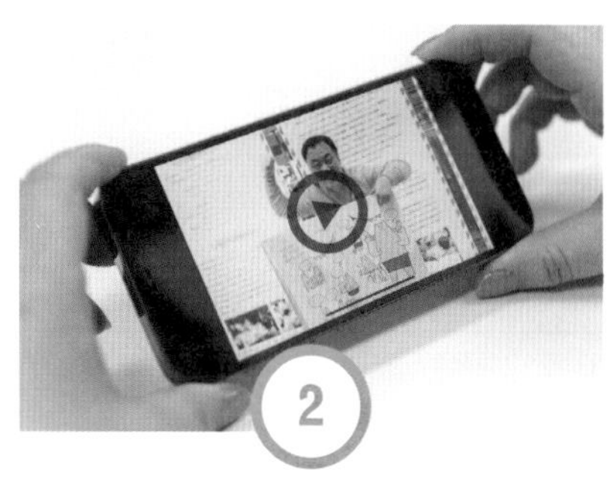

2

プレゼンを 動画に撮って練習する

スマートフォンなどで撮影し、振る舞い、声の大きさ、間合い、表情などをチェックします。スライドなども確認します。動画を見て自分のゆるカワな部分を発見したら、最大限に活かしましょう。

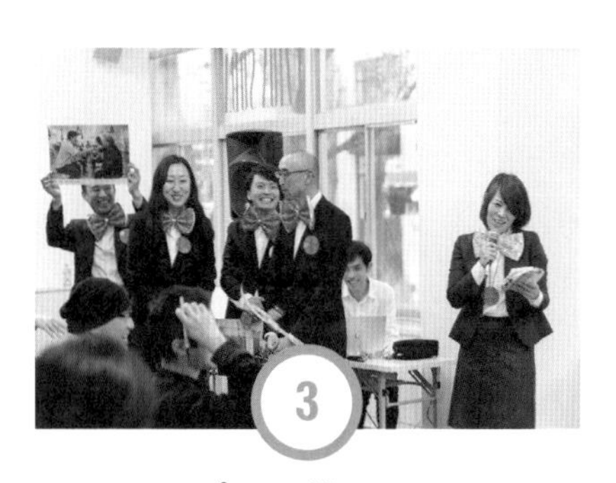

3

プロの笑いの 取り方を学ぶ

プレゼンの冒頭に笑いを取ると場がほぐれますが、先に自分が笑ってしまったら台無しです。真顔で笑いを取りましょう。YouTubeなどでプロがどう笑いを取るのか、学びましょう。ポイントは自分と似た容姿や年代のプロを探すことです。

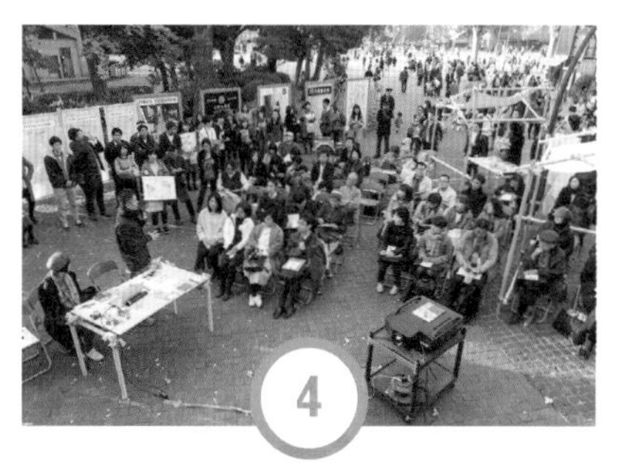

4

当日は仲間や友人に 最前列に座ってもらう

見知らぬ人に囲まれるよりも、見知った顔があると安心します。一緒に企画を考えた仲間や友人などに最前列に座ってもらい、空席もなくしましょう。最前列に座った人たちは、プレゼンテーターにエールを送ることを忘れずに。

聞き手とつながるためのヒント

わざわざ聞きに来てくれた人も通りすがりの人も、なんだか居心地がよくて長居をしてしまった。そんなプレゼンができたら最高です。そのためのいくつかのヒントをご紹介します。

開催は14時以降に

ランチ前は空腹でイライラ。ランチ後は眠い。そこでランチの前後を外した14時以降の開催がおすすめです。

「いいね!」を表現できる工夫を

SNSのFacebookでおなじみになった「いいね!」。プレゼンの場でも聞き手がその気持ちを表現できるように、紙テープや、投げ銭ならぬ「投げチョコレート」などを用意するのも一興です。展示物にシールや造花で投票してもらうのもいいですね。投げ銭の中身をチョコレートやピーナッツなどの食べ物にすると、残さずに拾ってもらえるので後片付けも簡単になります。ただし、万一人に当たっても痛くないものにしましょう。

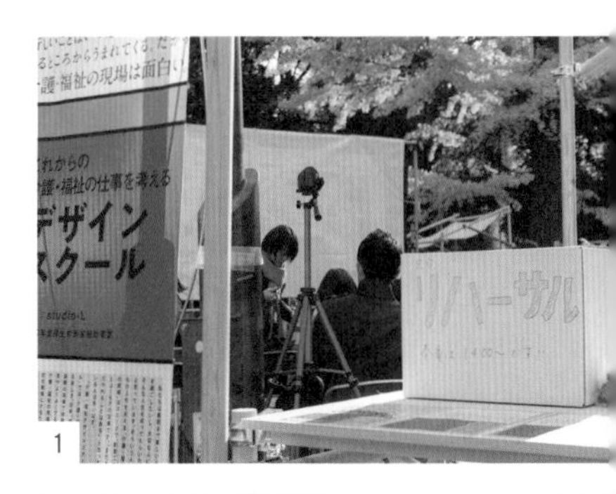

1

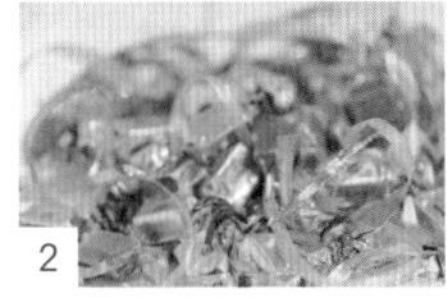
2

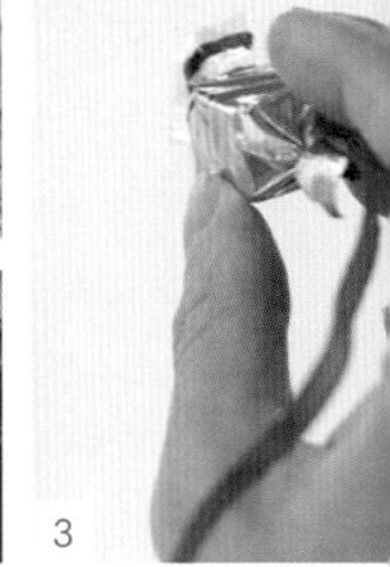
3

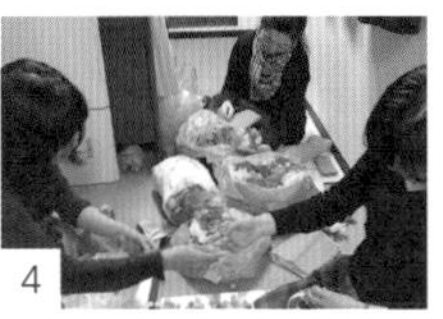
4

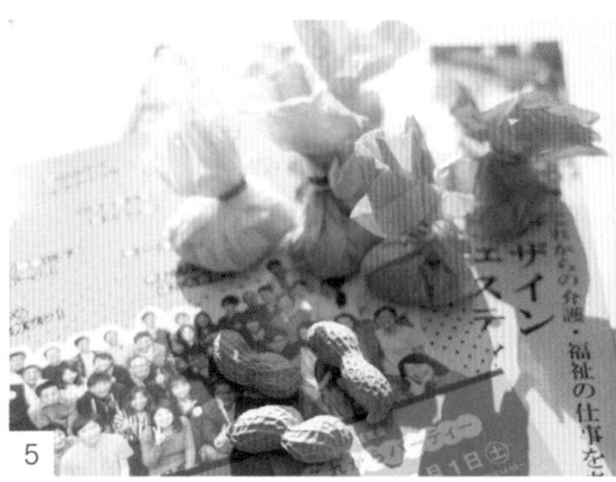
5

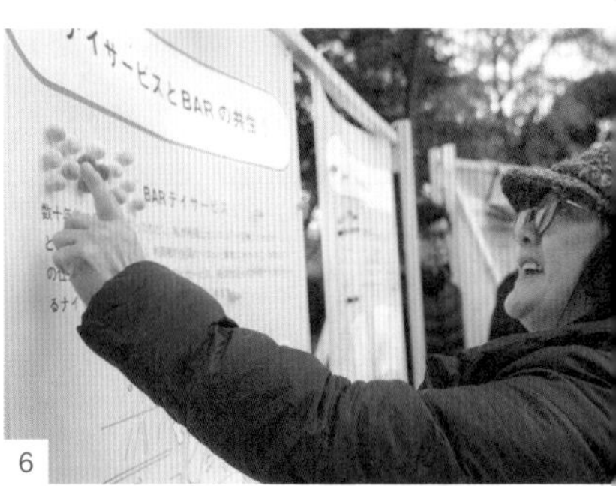
6

1.これからの介護・福祉の仕事を考えるデザインスクール関東ブロックの企画発表会にて。

2-5.聞き手が「いいね!」と思ったプレゼンテーターに投げてもらう投げチョコレート/ピーナッツ。プレゼン前夜に紙に包んで手作りした。

6.「いいね!」と思ったプレゼンに投票してもらう。

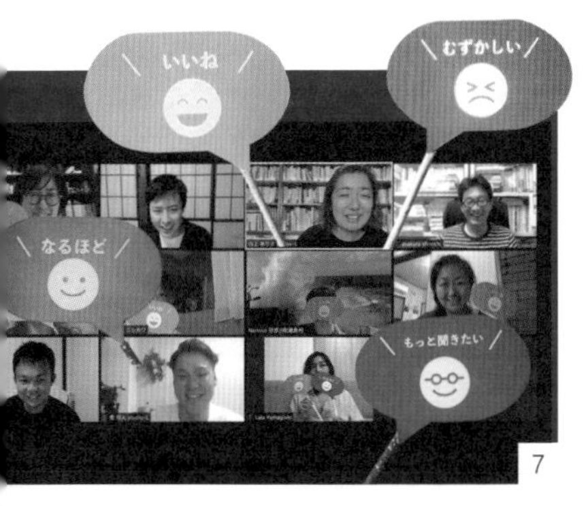

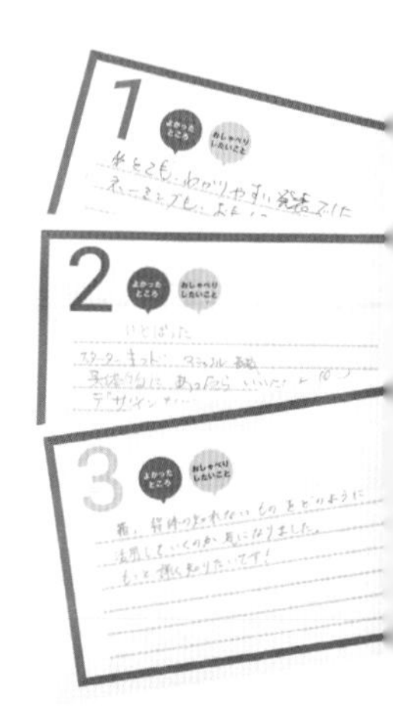

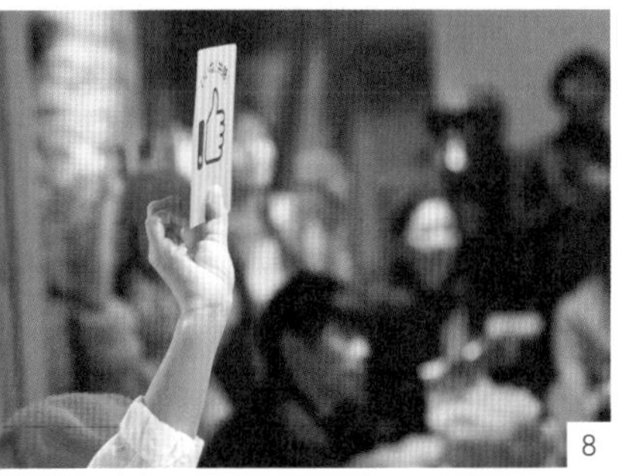

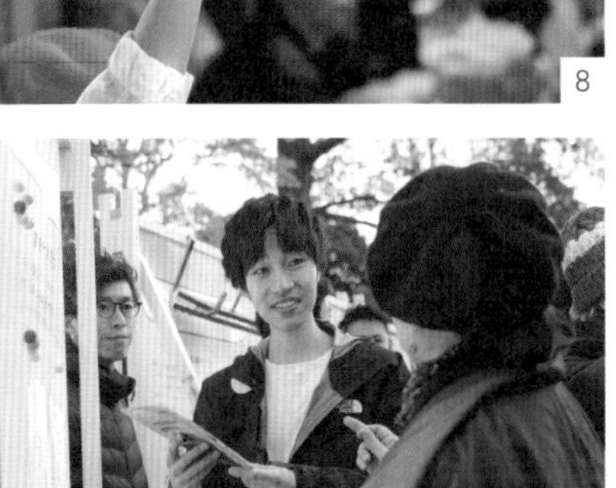

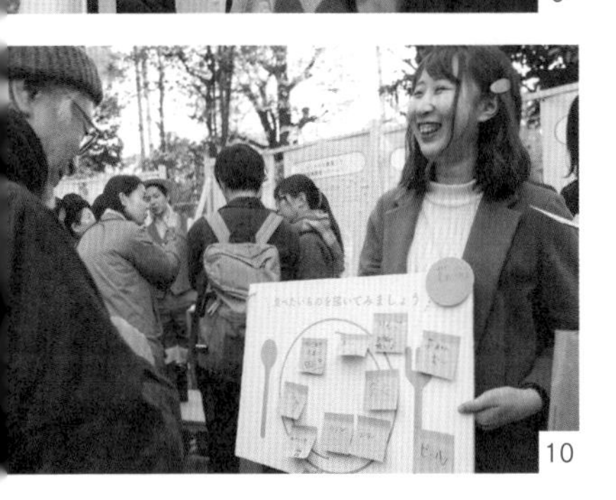

言葉でコメントするアドバイスカード

「もっと聞きたい」「共感、いいね!」など色分けしたカードを配って、プレゼン中に聞き手に掲げてもらいます。来場者が共感したこと、コラボしたいことなどを書き留めてチームに渡すこともできます。このカードから取材されたり、名刺交換や企業との出会いにつながることもあります。

交流できる時間を設ける

せっかく会場まで来たのだから、その話をもっと詳しく聞きたい。自分の感想を伝えたい。質問をしたい。聞き手の中にはそう思う方もいらっしゃいます。プレゼンテーターが聞き手とダイレクトに話せる時間をつくると満足度は倍増します。企画者がポスターの前に立って話してもいいでしょう。プレゼンテーターが複数いる場合は、プレゼンテーター同士の交流の場も設けます。

7-8.オンラインでも対面でも、聞き手が気持ちを表現できるツールを使う。

9-10.プレゼンテーターと聞き手が直接対話すると、お互いの満足度が上がる。

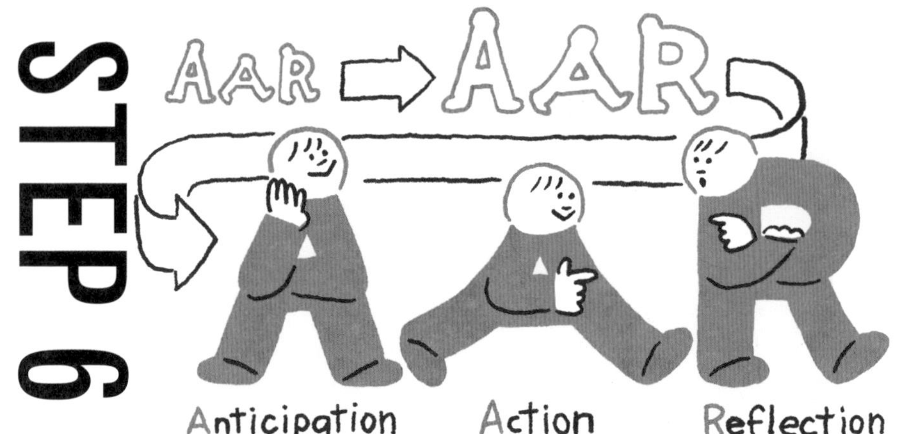

活動期間を決め、今後の見通しを立てる

所要時間：3時間

人数：4人

どの程度先の未来を描くのか

プロジェクトには必ず終わりがある

プロジェクトの定義は、未来にあったらいいなと思うモノやサービス創出につながること、活動期間が有限であることの2つです。活動期間は大まかに「短期」と「長期」に分けられます。しっかり考えてほしいのは、短期とはどれくらいの期間で長期とはどれくらいの期間なのか、ということです。行政の場合は、短期的な計画は1〜3年、長期的な計画は10年の場合が多く、稀に100年先を見据えた計画もあります。

現代では、10年先を想像して計画を立てることには大きな困難が伴います。10年前の私たちは、コロナによって生活や人生がこんなに大きく影響を受けると予想できませんでした。

どのくらい先の未来まで想像できるのか、短期だと思える期間と長期だと思える期間をプロジェクトの参加者で話し合い、どちらの期間で取り組むかを決めましょう。一度決めたことでも、状況に合わせて変更して大丈夫です。大切なのは、プロジェクトに関わる人たちで対話することです。

活動期間、回数、内容を決める

ステイホームダイアリーは、3年かけて基盤づくりに取り組むことにしています。1年目はダイアリーの開発と試作、2年目はダイアリーの充実と効果分析、3年目はダイアリーを導入したい他地域のためのしくみを構築することです。1〜2年目は藤沢市の事業予算で実施し、3年目は民間の助成金を活用する予定です。

1年目は、全6回のプログラムを9〜3月にかけて実施しました。2年目は全9回のプログラムを7〜3月にかけて実施します。例として、2年目のプログラムを次ページの**[表]**に書き出しました。このように、年間スケジュールや各回の目標を明確にしておきますが、状況に応じて内容などを変更できることも、参加者の間で共有しておきます。

やることを表にしてみよう

プログラムの実施前後には、効果を測定するためのアンケート調査を実施し、前後の変化を比較します。またアンケートだけではわからないこともあるため、主催者が参加者に対してインタビュー調査をすることも効果的です。

[表] ステイホームダイアリー2年目のプログラム

回数（月）	目的	時間	内容・目的
1（7月）	**顔合わせ**	120分	▶効果測定用事前調査を実施後、顔合わせ ▶仲間を知ろう
2（8月）	**食べる日記**	個々	▶夏バテ防止 ▶夏のおすすめレシピ
3（9月）	**楽しみを増やす日記**	個々	▶音楽を共有 ▶やってみたいことを書き出す
4（10月）	**おしゃべりする日記**	120分	▶雑談を中心にする ▶気になることを書き出す
5（11月）	**身体を動かす日記**	個々	▶行きつけや散歩ルートを共有 ▶何分くらい身体を動かすか書き出す
6（12月）	**チャレンジする日記**	120分	▶毎日の生活に少し新しいことを増やす ▶チャレンジした感想やおすすめを紹介
7（1月）	**宣言する日記**	個々	▶新年の抱負を宣言する ▶お正月ならではの楽しみを紹介
8（2月）	**体験談を語る会**	120分	▶ダイアリー体験談を伝えるためのイベントを開催
9（3月）	**ダイアリー編集会議**	120分	▶ダイアリーをよりよくする編集会議 ▶効果測定用事後調査を実施

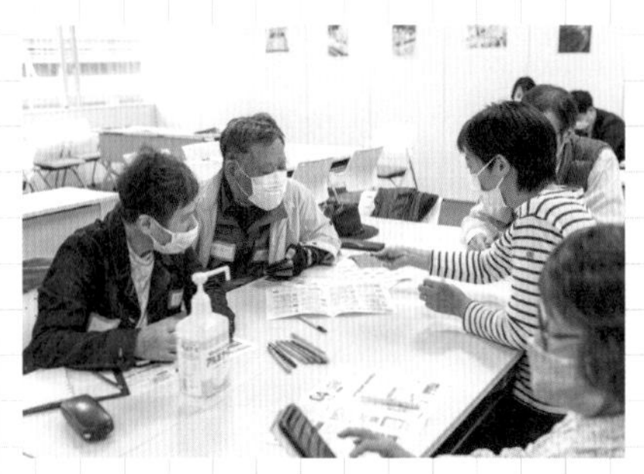

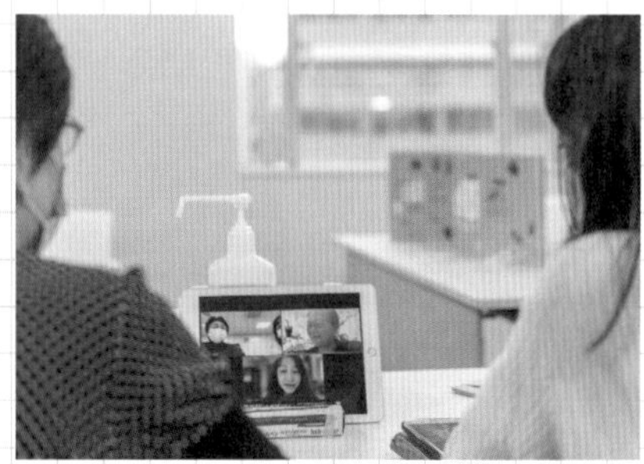

AARサイクルを回そう

「楽しい・好き」から企画をつくり、実行して、その成果を見るところまで来ました。そこからさらに「楽しい・好き」が生まれるサイクルをつくることができれば、プロジェクトは継続していきます。そのサイクルとは、①ニヤニヤわくわくすることを思い浮かべる、②実際にやってみる、③ふりかえる、これを繰り返すことです。

これは「AARサイクル」という学びのサイクルで、OECD（経済協力開発機構）が次代に向けて示した新たな学習枠組み「OECDラーニング・コンパス（学びの羅針盤）2030」の中で紹介されているものです*11。見通し(Anticipation)・行動(Action)・ふりかえり(Reflection)の3つで構成されています。知識・スキル・態度／価値が一体のものとしてつながっている、「よりよい未来の創造に向けた変革を起こす力」を備えるためのサイクルです。OECDラーニングコンパスでは、このサイクルによって、個人のみならず社会の健やかさ（ウェルビーイング）を目指して学んでいくイメージが描かれています。

これまでの行政計画や事業計画においては、PDCA（Plan, Do, Check, Action）サイクルという言葉がよく使われていました。しかしPDCAサイクルではチェックされることが前提となるため、そもそも達成可能なプランのみを立てがちになります。そのため、サイクルを回すほど成果が小さくなってしまうという課題を抱えてきました。

AARサイクルは、わくわくすることをいち早くやり、ふ

やればやるほど楽しいことが大きくなるサイクル

りかえることで、①新たな価値を創造する力、②対立やジレンマに折り合いをつける力、③責任ある行動をとる力につなげていきます。可能性を感じたら小さくやってみる。時間がない中でも何かを始め、続けていくコツです。

素早く活動をスタートさせるために有効なのはなんといってもSNSです。企画のよさやあなたのゆるカワな部分を活かしながら、コツコツと独自のスタイルをつくりあげましょう。

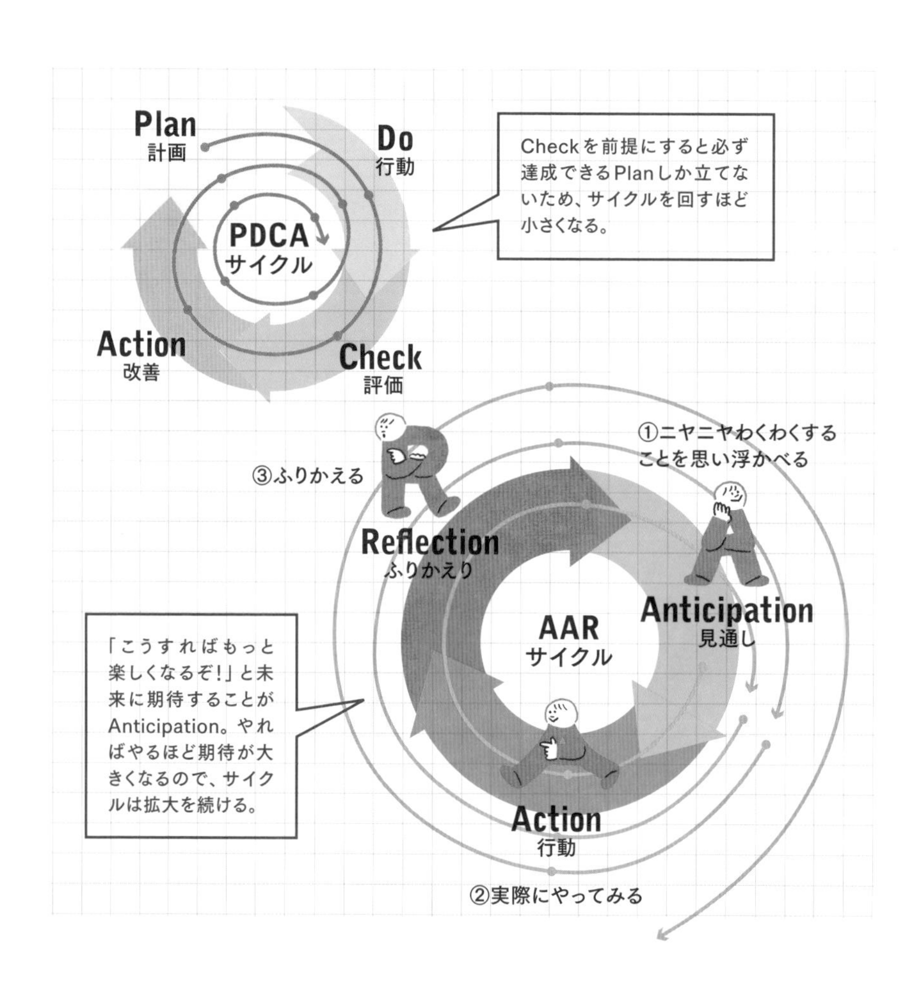

CASE STUDY

事例

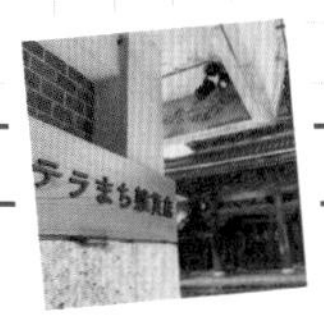

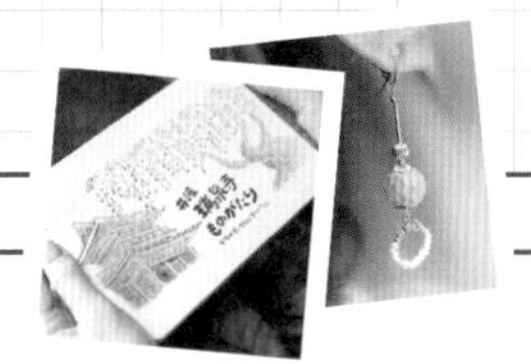

テラまち雑貨店

富山県南砺市井波は、北陸最大の寺院である瑞泉寺の門前町。寺院や和室の欄間に使われる彫刻が有名です。和室のある家の減少から彫刻産業が衰退する一方で、瑞泉寺と住民が共同して観光産業に取り組んできました。2020年からは、僧侶・彫刻家・建築家・行政職員・主婦らが参加して、数珠をイヤリングにしたり、地域の歴史絵本をリデザインしたりするなど、まちの歴史と文化を活かしたお土産に力を入れています。寺の山門前にある閉鎖中の売店も改修し、「テラまち雑貨店」としてオープンしました。

その際、瑞泉寺のInstagramを一新しました。雑貨店に来てほしい女性フォロワーを増やすことを目的に、アカウント名を変更し、プロフィール画像をイラストに。以前はお寺の催事などが中心だった投稿内容も、雑貨に加えて、井波のかわいいところを発信するスタイルにしました。カフェ、井波の美しい風景、木彫雑貨と、テーマと担当を決めてコツコツ投稿。1ヵ月後にはフォロワー数が倍増し、新しいフォロワーの多くが女性でした。

zuisenji173
36
投稿
285
フォロワー
107
フォロー中
真宗大谷派井波別院瑞泉寺
明徳元年(1390)本願寺第5代綽如上人開基。
真宗大谷派(本山京都東本願寺)の別院。
夏の伝統行事、太子伝会での聖徳太子絵伝の絵解き説法で
有名... 続きを読む
井波3050, Nanto-shi, Toyama, Japan
フォロー中
メッセージ
問い合わせ

inami_kawaiitrip
69
投稿
626
フォロワー
327
フォロー中
いなみのかわいい
民藝、クラフト、木彫りのまちとして知られる井波エリア（富山県
南砺市）のまち歩きガイド。おみやげ、カフェやお店、暮らしなど
「いなみのかわいい」ものたちをご紹介します。
#南砺市 #井波 #かわいい #カフェ #旅 #瑞泉寺... 続きを読む
井波3050, Nanto-shi, Toyama, Japan
フォローする
メッセージ
問い合わせ

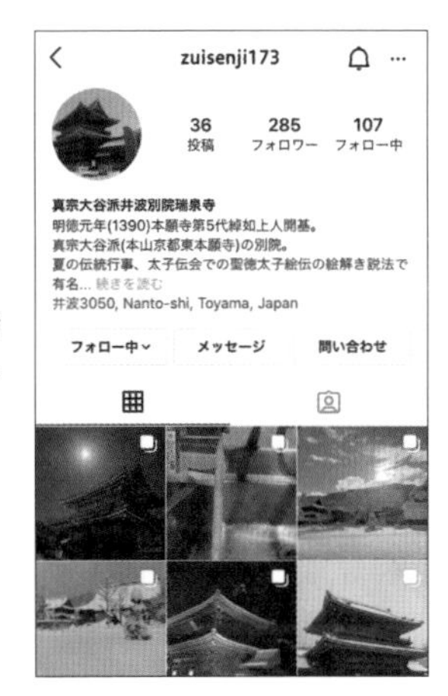

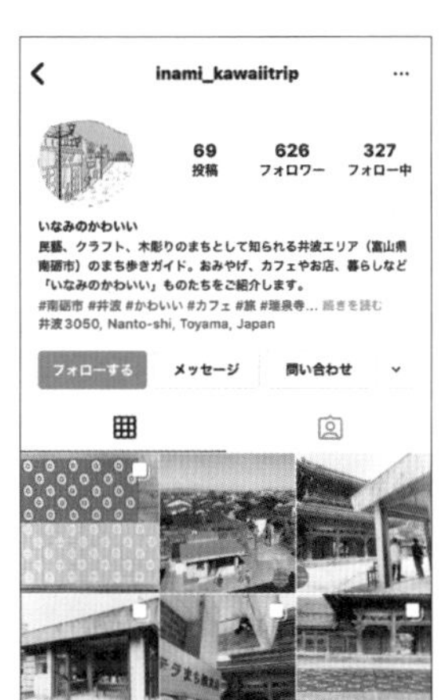

左がもともとあった瑞泉寺のInstagram。右のように見直した。

STEP 7

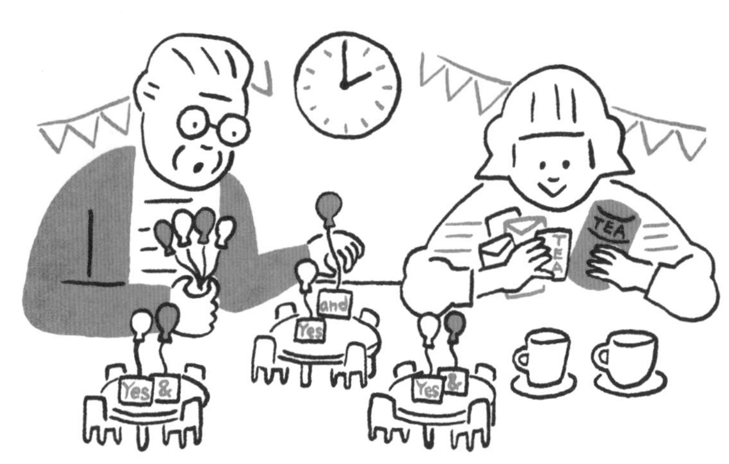

小さく実行し、場を運営する

所要時間：企画２時間、運営２時間くらい

人数：参加者３人につき進行役が１人×グループ数

１回あたりのワークショップ設計の基本を知る

何かを創り出すワークショップ

企画の参加者が集まったら、顔合わせとして、良好なコミュニケーションが生まれる場（ワークショップ）を企画しましょう。ワークショップは工房という意味で、参加者を中心として学び合い、サービスやモノを創出することに適しています。ワークショップにはオンラインとオフラインがあり、本書ではオンライン10人、オフライン20〜30人程度の規模を想定しています。

ワークショップには進行役が欠かせません。進行役の基本は「Yes, andコミュニケーション」(p.24)。これで安心して話せる場となります。「Yes, and」では「聞くこと」が大切です。どんな意見も肯定的にじっくり聞きましょう。また時間通りに始めて、終わるように努めましょう。

ワークショップは1回につき2〜3時間とします。1回のワークショップで話し合える議題は、2つ程度です。たとえばステイホームダイアリーの第1回ワークショップは120分で、目的はステイホームダイアリーを始める準備としました。

前半の60分の構成をご紹介しましょう。最初の10分で進行役などが自己紹介し、ダイアリーの目的、実施方法などを説明します。次に、たっぷり50分くらいかけて、一緒に日記を交換するメンバーがお互いに自己紹介をします。ダイアリーは3人1組で実施するため、お互いの名前とあだ名を覚え、参加の動機を紹介し合うのです。共通点を探すようなミニワークも入れておき、緊張をほぐしながら自己紹介できるように配慮します。会話がうまくいかないチームには、進行役がさりげなくサポートをします。休憩は適宜とります。

自己紹介をたっぷりと

後半の60分は、ダイアリーが書きやすくなるように、ダイアリーの使用例やフレイル予防のユニークな事例を紹介します。最後に、これらを見た感想や質問を参加者で話し合い、終了します。

場をあたためる準備をする

ワークショップに初めて来た人は、緊張して様子をうかがっています。緊張をほぐすには、アイスブレイク、と言いたいところですが、すべらないアイスブレイクはなかな

参加者の喜ぶ顔を思い浮かべて準備しよう

か難しいものです。代わりに、季節に合わせた飲み物を用意しましょう。日本茶、紅茶、コーヒー、ハーブティー、コーディアル、水など、参加者が選べるように多くの種類を準備しておきましょう。淹れたてのコーヒーの香りは、楽しいことが起こるかもしれないという期待に変わるかもしれません。「どの飲物がいいですか？」と話しかけながら、砂糖や牛乳などもたっぷり準備して、好みの飲み方を聞き、雑談しましょう。お菓子は個包装のチョコレートや小さなおせんべいなど、甘いものとしょっぱいものを用意します。

100円ショップには、カラフルなペーパーナプキンや紙コップが売られています。クラフト製のケーキスタンドを使ってお菓子を並べると気分も上がります。さりげなく植物やお花もあるといいですね。ワークショップの内容に合わせた飲み物、お菓子、テーブルコーディネートがされていると、初対面の人とでも会話がはずみます。自宅でティーパーティーを開催するように、簡素でも思いやりのある準備をしましょう。

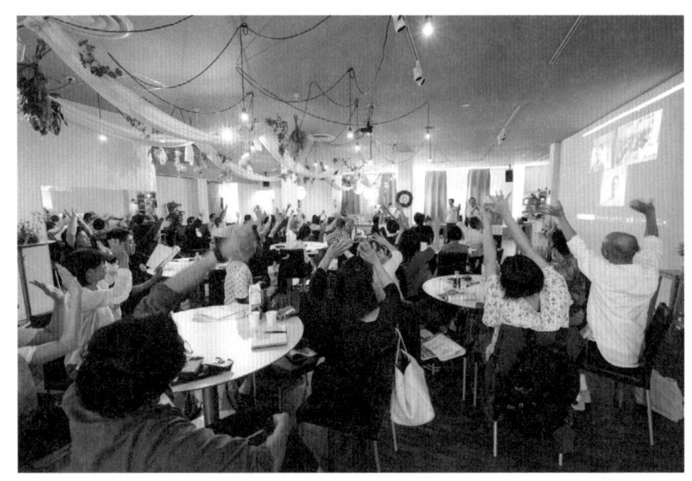

会場はワークショップの雰囲気を左右する重要な要素。介護・福祉のこれからプロジェクトでは、結婚式場を借りてワークショップを行った地域もあった。会場の性質によって、どんなワークショップにしたいか、どんな気持ちで参加してほしいか、言葉を使わずに参加者に伝えることができる。

場をほぐす食べ物・飲み物

準備するお菓子には、プロジェクトに合わせてひと工夫を加えると、ぐっと雰囲気がよくなり参加意識が高まる。予算や得意分野に応じて、工夫の仕方を考えてみよう。

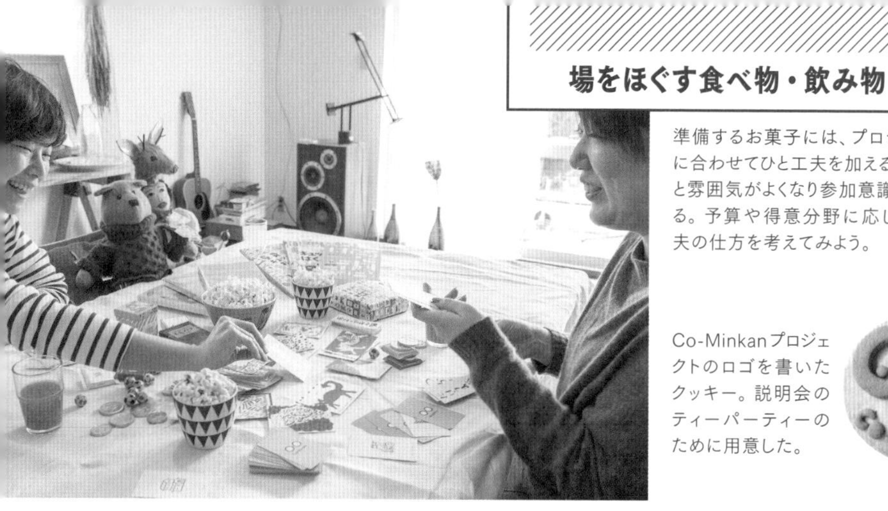

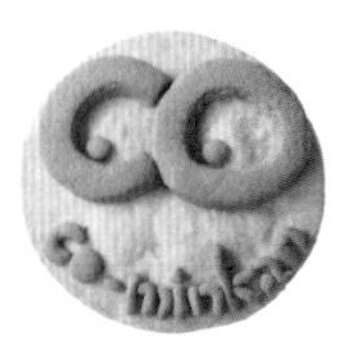

Co-Minkanプロジェクトのロゴを書いたクッキー。説明会のティーパーティーのために用意した。

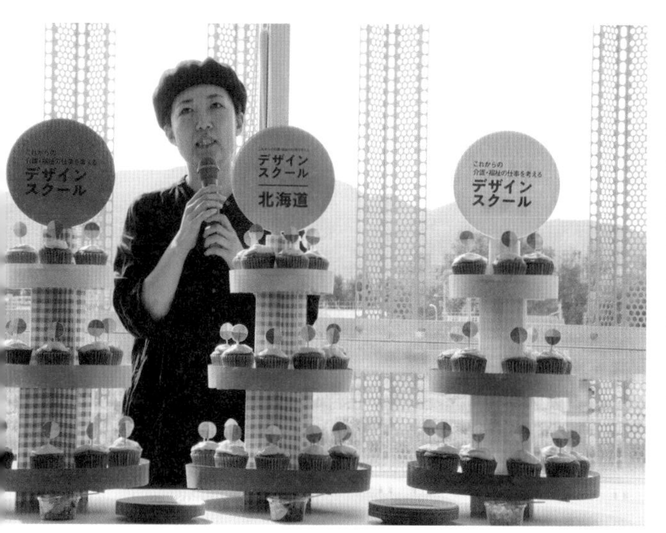

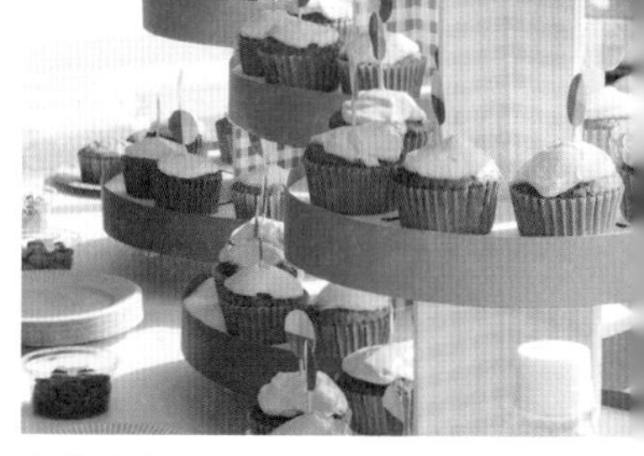

介護・福祉のこれからを考えるキックオフワークショップ。地域密着のお菓子屋さんにオーダーした素朴なカップケーキも、自作のケーキスタンドでにぎやかに。

オリンピック・パラリンピックにおけるおもてなしを考えるキックオフワークショップ。メダル型のドーナツと飲み物は、キーカラーのピンクで統一。

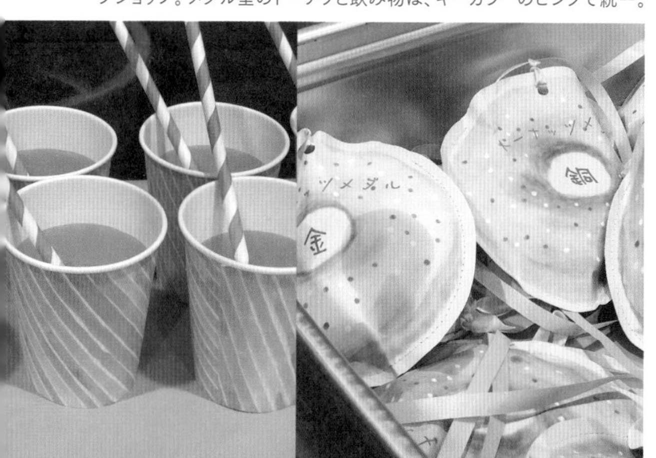

プロジェクトのロゴをプリントした小さな紙を、楊枝に貼り付けたらフラッグが完成。既製品のお菓子に挿して使える。

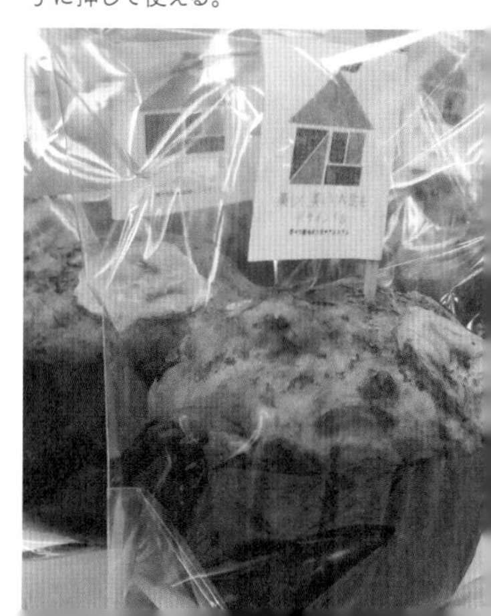

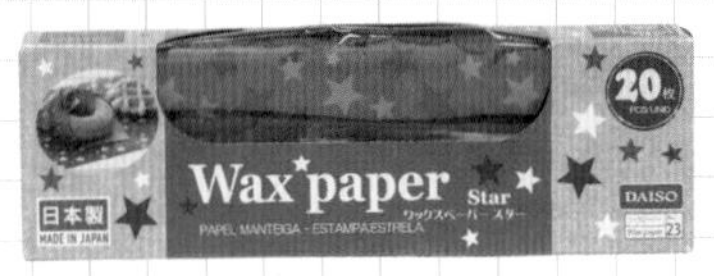

カラフルなワックスペーパー

個包装でない食べ物も、取り分けるのが楽しくなる。

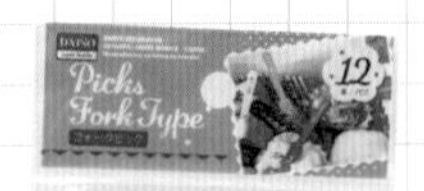

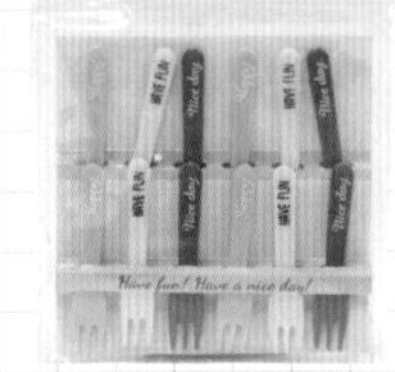

カラフルで小さなフォーク

見た目も華やかで実用的。
お弁当にも。

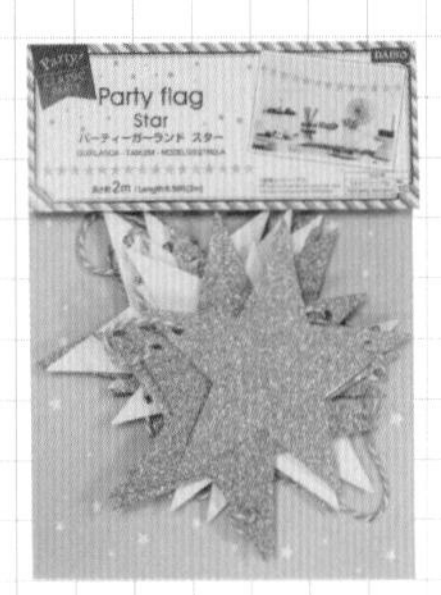

夏でもクリスマスでも使える星のガーランド

シンプルで小ぶりのものを選ぶのがよい。

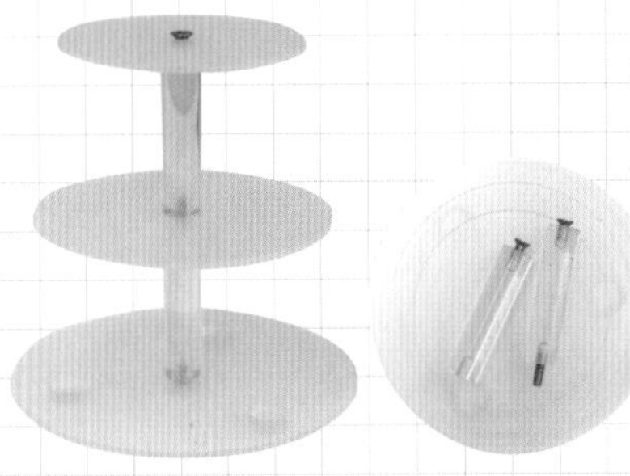

透明のケーキスタンド

お菓子が映えるように色は透明か白に。支柱を外してたためるので持ち運びも便利。

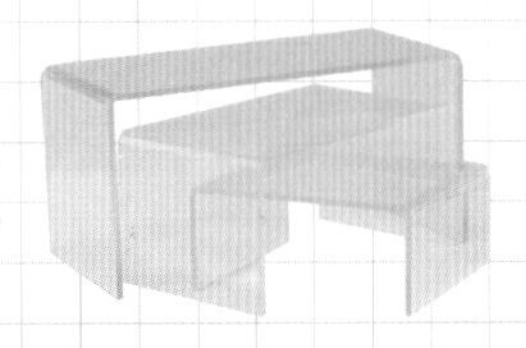

高さの異なる透明の台

高さを変えてお菓子や紙ナプキンを置くためのアクリルの台。

会場を楽しく

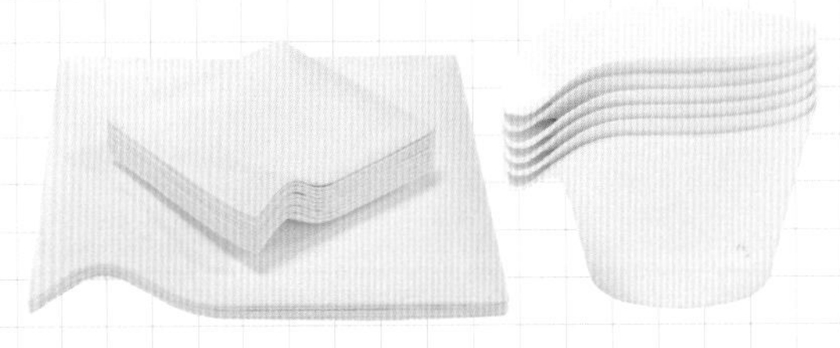

非木材の竹とバガスでできた皿やカップ

WASARAというシリーズの使い捨ての器。手触りがよくしっかりした作りであるため持ち帰る人が多い。持ち帰ってもらうと、ワークショップの出来事を家族や友だちに話してもらえる。

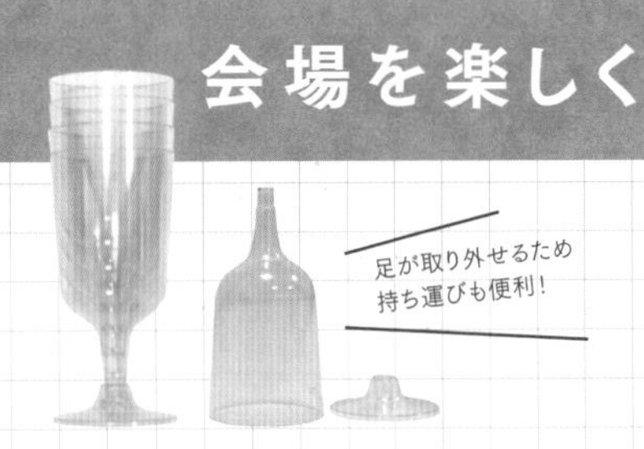

プラスチックのワイングラス

ご当地のフルーツシロップやジャムなどを炭酸水や水で割り、ノンアルコールカクテルに。見た目も華やかになる。

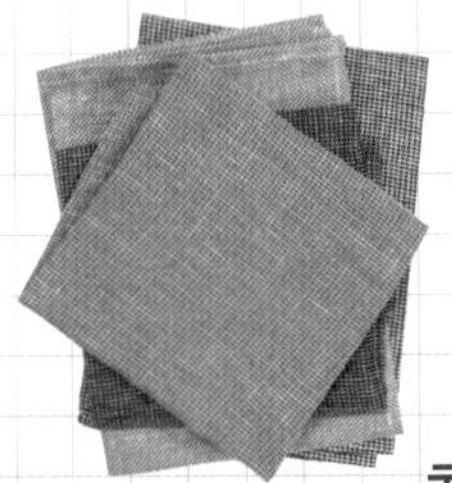

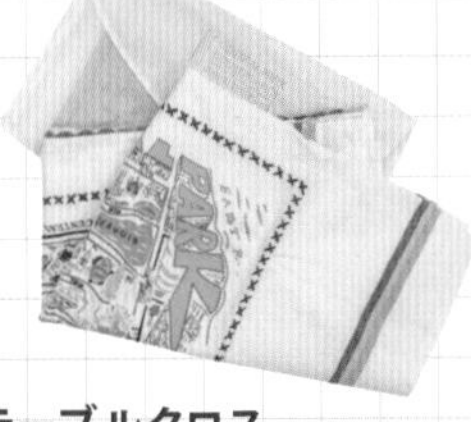

テーブルクロス

長机を足元まで覆えるサイズ（3.2m × 2m）があるといいが、天板を覆うだけでも雰囲気はとてもよくなる。リネンやコットンのティータオルは、デザインが豊富でテーブルクロスより安価。またクラフト紙などのロール紙をテーブルクロスに代用することもある。

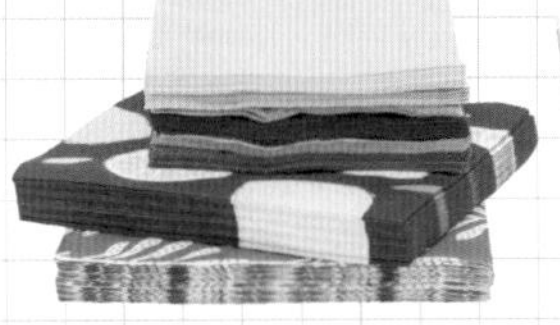

紙ナプキン／懐紙

ティッシュ、ウェットティッシュも必要だが、紙ナプキンを季節やテーマに合わせて準備すると机上が華やかになる。配布資料のテーマカラーの紙ナプキンにすると調和のとれたテーブルコーディネートとなる。懐紙を使うのもよい。

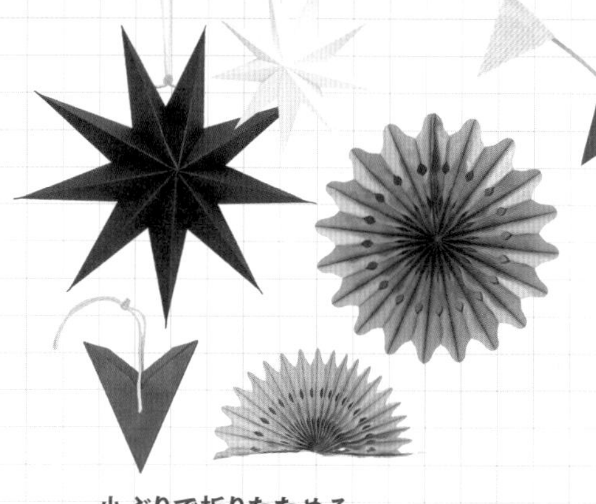

カラフルすぎない ガーランド

目立ってほしいのはガーランドではないため、カラフル過ぎない色を選ぶ。紙のモチーフをミシンで縫ったり、布や毛糸を使って手作りもできる。

小ぶりで折りたためる パーティーグッズ

ハニカムボールや星などは折りたためるものが多い。金、銀、白、黒、透明あたりを選ぶのがおすすめ。

アルファベットモチーフ

キーボードのパーツ、おもちゃ、パズルなどアルファベットA～Zと数字を集めておくと、小さなウェルカムボードが作れる。

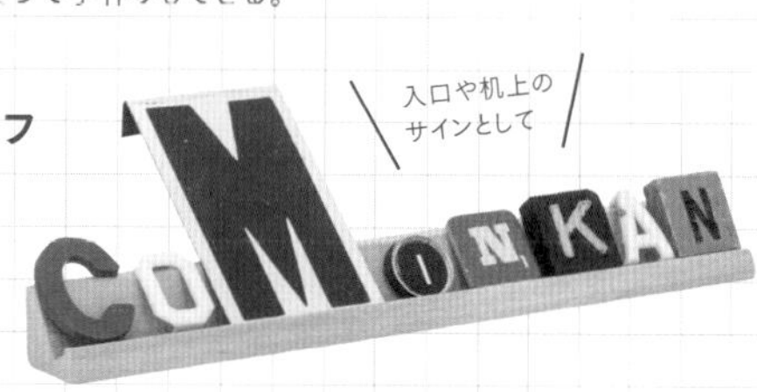

するツール

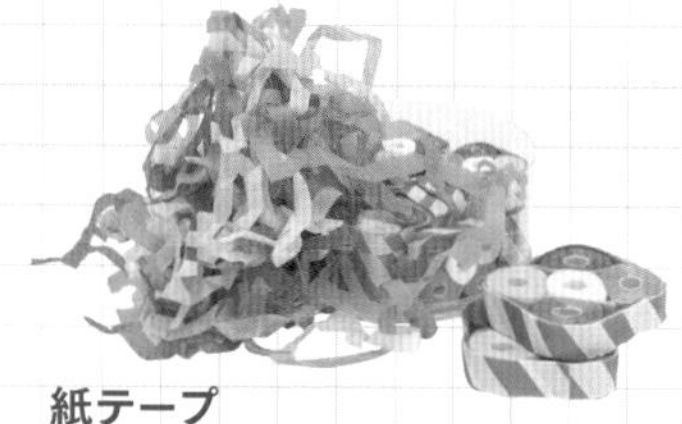

紙テープ

プレゼンなどの途中で「いいね!」を伝える際に役立つ。コンサートで紙テープを投げるのと同じ。

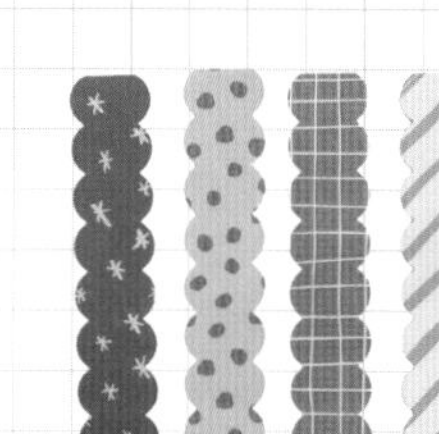

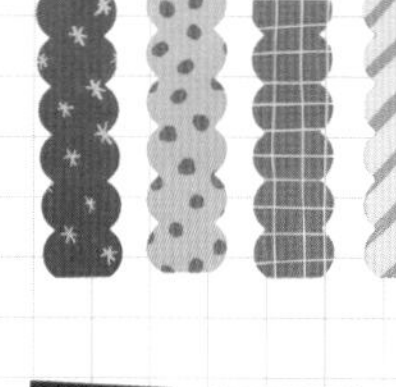

厚紙の輪つなぎ

折り紙で輪をつなぎチェーンに。厚紙で作ると耐久性がUP。

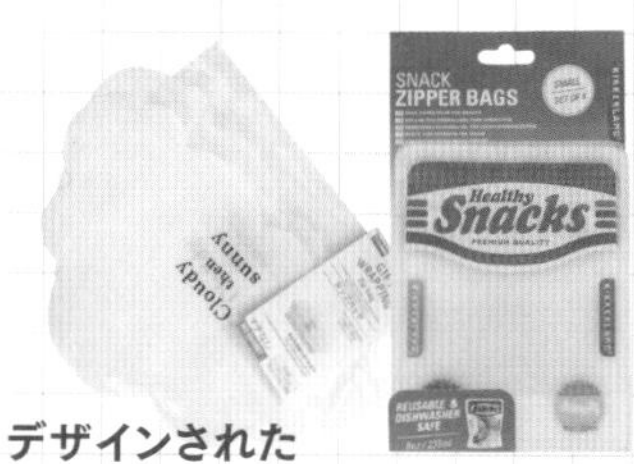

デザインされた ジップ付きビニールバッグ

お菓子などが残った場合に持ち帰ってもらう。

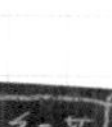

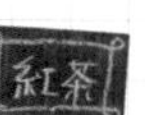

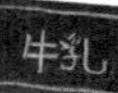

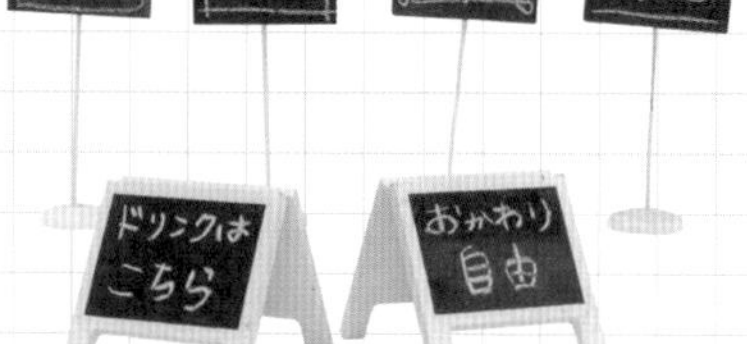

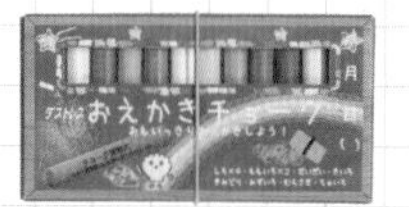

ミニ黒板と カラフルチョーク

一言メッセージが書ける黒板は、お茶コーナーなどで役立つ。チョークはダストレスにするとよい。

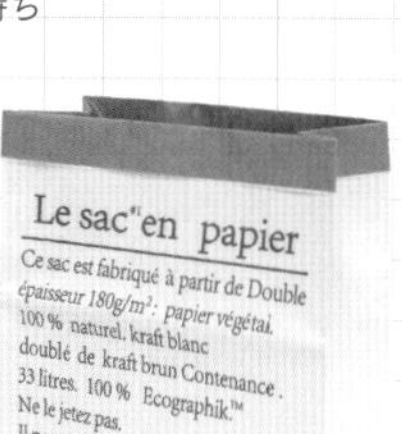

おしゃれなゴミ袋

ビニール袋をテーブルや壁に貼ることもできるが、おしゃれなゴミ袋を置くとよい。厚めの紙袋で新聞が入るようなサイズにするとゴミが溢れることもない。

STEP 8

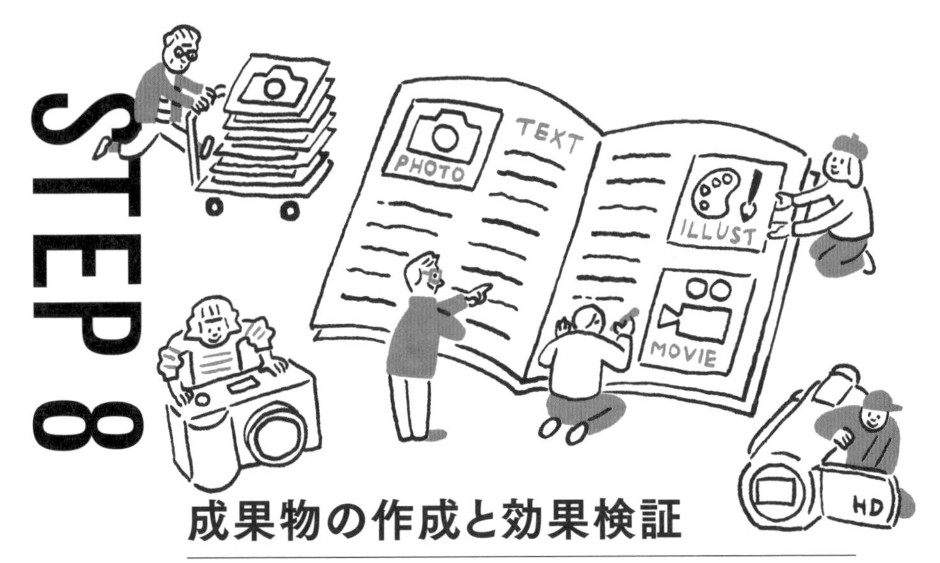

成果物の作成と効果検証

所要時間：3〜10日くらい

人数：2〜8人

プロジェクトは期間限定の活動です。あなたが活動をやめても、次の誰かがまた類似の活動を始める可能性があります。参加者などが継続して行い、その人の日常に組み込まれていくこともあるでしょう。類似の活動を始めやすいように、活動の記録や情報発信を欠かさずに行います。

なんでも撮影
なんでも記録

プロジェクトに合った成果物を作成する

STEP 1の事例収集からSTEP 8の成果物の作成まで、すべての工程を記録しておきましょう。記録は写真と動画で行い、準備した資料、会場の雰囲気、スタッフの服装、天気、まちなみなど、当日のあらゆる様子を撮影します。また日記の

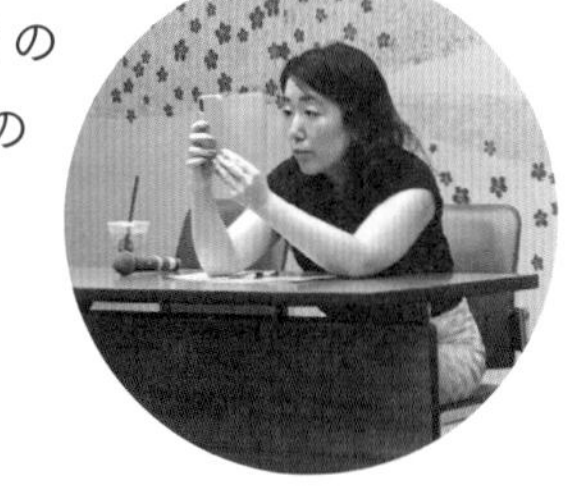
登壇中でも記録する筆者

ように作業内容、出来事、感想、改善点なども時系列で記録します。

写真は、1分間に60枚撮るつもりでシャッターを切ります。近寄って撮影したものと全体がわかるように離れて撮影したものがあるといいでしょう。動画は30秒未満くらいの短いものをたくさん撮っておきます。

助成金を受けるなど、行政や企業などに協力してもらうプロジェクトでは、多くの場合、成果として報告書を求められます。文字だけの報告書を作成するのではなく、困ったときの手引書となり、雑誌に間違われてしまうようなすてきな報告書（成果物）を作りましょう。そのために、こんな冊子にしたいと思う事例を集めておきます。

事例収集のポイントは、成果物を制作するための予算に左右されます。予算がほぼない場合は、WordやPowerPointを駆使すれば作ることができそうなシンプルな事例や、オンラインでできる事例を収集しましょう。予算がある場合は、文章を書くライター、イラストを描くイラストレーター、カメラマン、編集者、デザイナーが必要です。デザイナーはグラフィックデザイナー、ウェブデザイナーなど専門があるため、身近な地域にこういったデザイナーがいないかをリサーチし、日ごろから仲間づくりをしておきましょう。

近年では、報告書は製本された冊子だけではなく、ウェブサイトにしたり、カードゲームにまとめたり、動画にすることもあります。場合によっては、次世代を育てるための研修資料にまとめることもあります。

ステイホームダイアリーは、季節や地域に左右されない

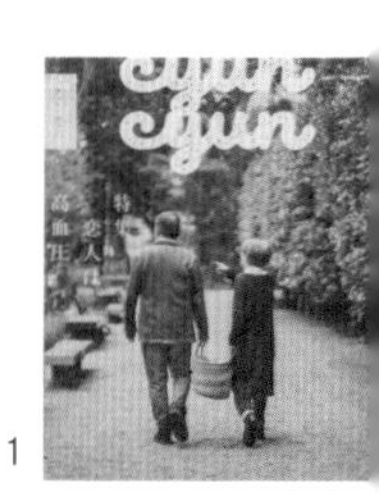

1

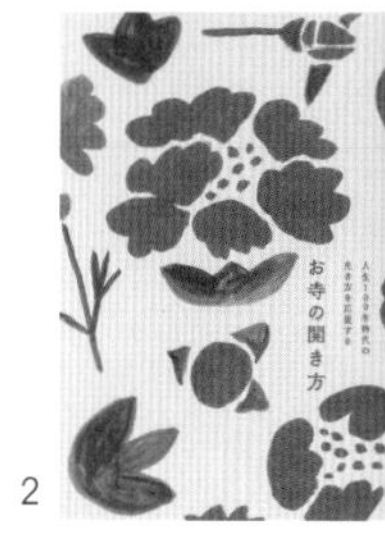

2

次の担い手が楽しめて参考になる報告書に

1.何歳になってもキュンキュンするフリーペーパー「Cyun Cyun」（東京都）。高齢になっても高血圧であっても恋愛を楽しむためのマガジン。医師監修のもと高血圧と共に人生を楽しむコツについて紹介している。

2.僧侶がまちづくりをしようと思ったら読む「お寺の開き方」（真宗大谷派）。僧侶なら、誰もができる方法を紹介している。サイズはお経の本と合わせて持ち運びやすいように配慮し、文字情報に慣れている僧侶向けに、できるだけ文章で解説している。

成果物いろいろ

1. ステイホームダイアリー
（藤沢市）
年齢を問わず、社会参加を促すためのバインダー型交換日記。

2. しまのわ2014
瀬戸内ゴーランド（広島県）
文庫サイズの小説風ガイドブック。

3. 川崎市の職員研修（川崎市）
公務員のためのすべらないアイスブレイクや炎上しないワークをまとめた、住民参加の話し合いの場を組み立てるためのツール。

4. 親子健康手帳（全国）
両親共に子どもと関われるように「親子健康手帳」とした。20歳まで使える。日記のように記入できるページがある。

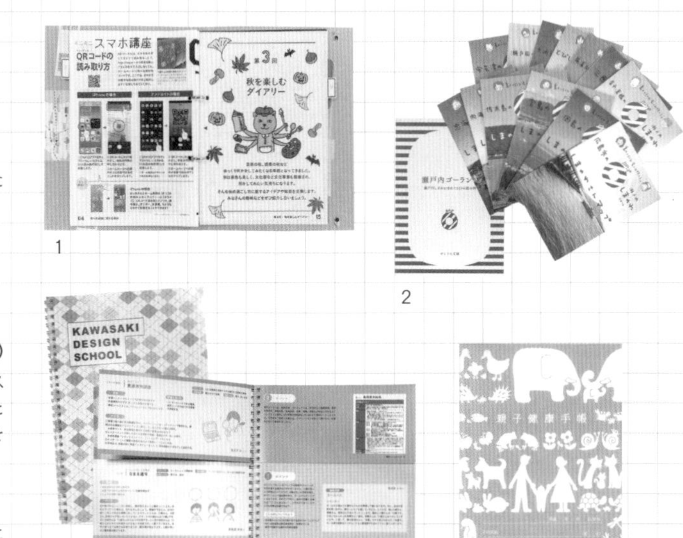

1
2
3
4

バインダー型のダイアリーを作成し、思い立ったらすぐ始められるようにデザインしています。住民参加のプロジェクトでは、その後の継続は参加者などに委ねます。どういう成果物にすれば、自分たちがいなくてもプロジェクトを継続させることができるのか、その後の波及効果や次の担い手のためになるかを話し合いながら制作します。

プロジェクトに失敗はない

参加者の声から効果を検証する

住民に参加してもらうプロジェクトに「失敗」はありません。その場に足を運び、意見を述べ、協力してくれたことに成功も失敗もないのです。ただ事業としての成果を求められる場合は、第1回が始まる前に初期値を把握するためアンケート調査を行います。

ワークショップを複数回実施した後、最終回で同じアン

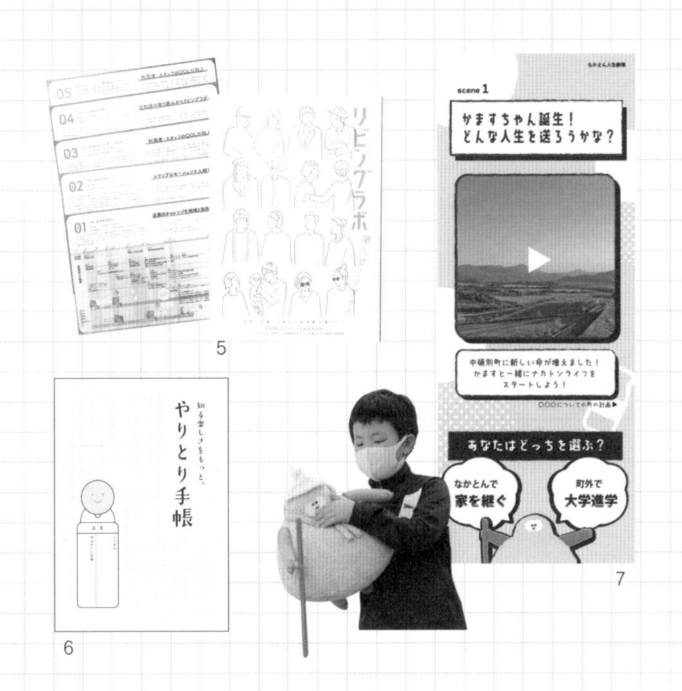

5. リビングラボ導入ガイド（経済産業省）
行政、企業、住民が共同し、今はないが未来に必要なモノやサービスを創造するために、場の立ち上げから運営までの障壁と乗り越え方を紹介したガイドブック。

6. やりとり手帳（大牟田市）
専門職が相談者と出会いなおすためのシート。アセスメントに使う。専門職が自己開示に使うこともある。

7. 中頓別町総合計画
一般的な総合計画は冊子だが、全編が動画になっている。生まれてから亡くなるまでに起こる人生の分岐点で選択肢が出て、意思決定を体験しながら、まちの施策などを紹介する。町のシンボル「ピンネシリ岳」をモチーフにしたパペット「かますちゃん」がナビゲーター。

ケートを実施して、現状値を算出します。アンケートを設計する際は、既存の調査結果と比較できるような項目を盛り込みましょう。前後の数値の変化を参加者本人に伝えるのも喜ばれます。

アンケートは、回答しやすいように紙面を美しくデザインします。日ごろから回答しやすいデザインのアンケートを見つけたらストックしておきます。スマートフォンで回答しやすいように、Googleフォームを使ってアンケートを設計することもあります。

アンケートで実施前後の状況を比較するだけでなく、特徴的なアンケート回答者に追加で個別のインタビューを行い、課題や取り組みが立体的に見えるようにまとめます。

事業で実施した内容、アンケートの結果、写真などの記録は、1つのPowerPointなどにまとめて、いつでも誰にでもプレゼンテーションできるようにしておきます。

CASE STUDY

事例

みんなが食べやすい
コロコロフード

O!MORO LIFE PROJECT

さまざまな領域で構造的な変化や想定外の事態が起こる中、人生100年時代に対応しようとする新たなまちづくりが各地で生まれています。その1つである横浜市の「O!MORO LIFE PROJECT」では、価値観、年齢、性別、障害などにかかわらず、すべての人が社会に参加することに取り組んでいます。若者や子ども、シニア、妊娠中の女性、障害や病気のある人、性的少数者など、多様な人たちが障壁を感じることについて意見を交換し、それを乗り越えるアイデアを共有し、仲間と共に活動しています。プロジェクトメンバーは意識していないかもしれませんが、参加した人々が楽しみから役割を見つけ、あらゆる人が活躍できる関係性づくりが進んでいます。

たとえば、重度障害のある人がタコ焼き機を使ったコロコロパーティを提案し、試作料理を作ったり、「ハイバックの車いすに乗っていてもビールが飲めるんだよ」なんてことをおしゃべりし、実際に居酒屋へ行くなど、障害のある人もない人も一緒に、自らの価値観と他者との関係性を再構築していきます。その後は、Zoomを使って定期ミーティングと名付けた雑談を重ねながら、女子会と称してヘルパーなしでショッピングに行くなど、日常を舞台に多様な人と関わり合うことが増えてきました。

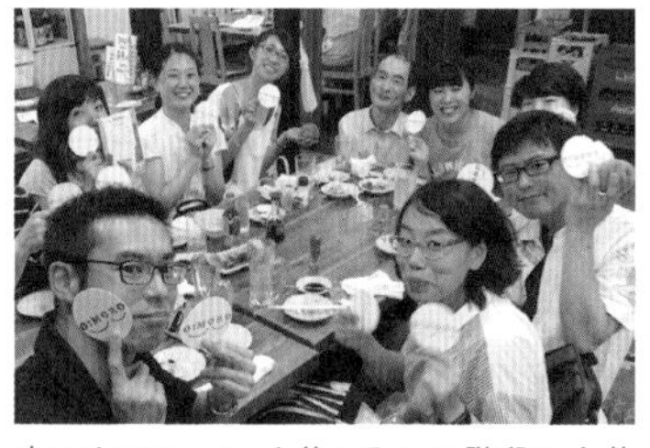

車いすのメンバーと共に入口の階段に大苦戦したが、無事乾杯

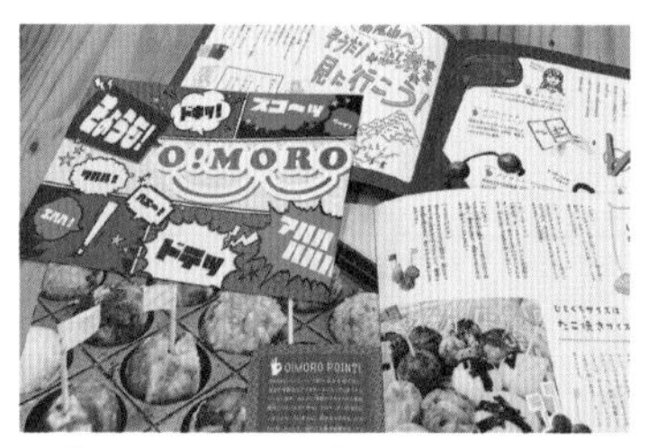

活動をまとめた冊子。横浜市の職員研修にも使われている

Chapter 3

悩んだら読んでほしいQ＆A集

魚の獲り方、教えます

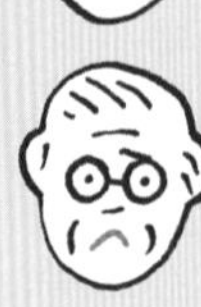

中国の哲学者である老子の格言に「授人以魚 不如授人以漁魚」というものがあります。「人に魚を授けることは、漁の仕方を教えるに及ばない」という意味です。どういうことでしょうか。

魚のいる池があるとします。その池の周囲には、人が住んでいます。住んでいる人はおなかが空いているけれど、「池の魚なんて食べられない」と思い込んでいます。その場合、まずは池の魚が食べられることを伝えなければなりません。でも魚を獲って食べようとすると、「そんなもん食べるのか」と揶揄する人がいて、やっぱり魚を食べることができません。これは、おなかを空かせた人の問題ではなく、周囲の環境の問題です。またおなかを空かせた人は「腹ペコでも自分はこう生きるしかない、運命だ」と思い込んでいます。この場合、困っている本人を教育しても状況は変わりません。地域の人々のための社会教育が必要です。

そのため、地域で「魚の正しい獲り方講座」を実施しました。でも参加者が少なく、揶揄する人も減りません。そこで池の魚を使った「旬の味覚の食べ比べパーティー」を開催して、参加したいなと思う人を増やし、集まった人と一緒にこの課題をどう解決すればいいのかを考えていきます。

パーティーを企画するためには、自らのゆるカワポイントを活かして、人々が「楽しそう」と共感できる場を検討します。パーティーの運営にあたっては、ゆるさやかわいさ、楽しさを適度に使いながら、このまちにもおなかを空かせている人がいることを知ってもらい、課題解決のためにどんなことなら一緒にできるかを参加者と共に考え、行動につなげていきます。

初動期は、皆で池の魚を見に行くかもしれません。魚を釣るための道具を作るのもいいでしょう。過去に魚を釣った経験のある人から学ぶことになるかもしれません。だんだん釣れるようになってきたら、皆で釣れた魚を持ち寄り鍋パーティーをするかもしれません。こうして少しずつ人々の意識が変わり、行動が変わり、生活が変わり、やがては風景が変わり、まちが変わっていきます。もしプロジェクトを10〜15年くらい続けることができれば、まちが変わるところまで到達できる可能性があります。

Chapter 2で活動期間を決めることについて説明していますが、つらいなと思っているプロジェクトを無理して続ける必要はありません。楽しいなと思えなくなったら、やめても大丈夫です。やめた後にその活動と類似の活動が必ず生まれてきます。

一方でプロジェクトを10〜15年かけて続けるメリットもあります。地域の中に協力者が増えていきますし、一定の認知度や信頼も得られます。仲間と相談しながらゆるゆると続けていたら、ライフワークになっていたということもあるでしょう。潔くやめるのもありですし、生涯かけてやるプロジェクトもありです。悩んだときに考え方の土台となるのは、楽しさなどの「共感」があるかどうかなのです。

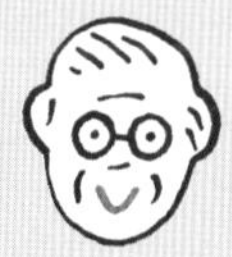

Q1 予算がなくてプロジェクトが実施できません。勤務先でも「お金にならないことはできない」と言われます。

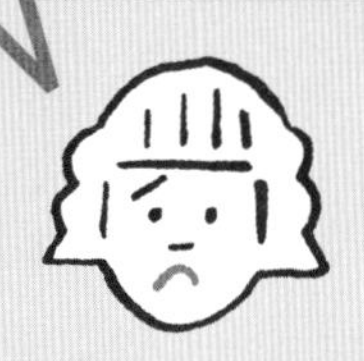

A 周囲にあるモノや人の資源を見渡して、予算ゼロでもできることを探してみましょう。たとえば近所の空き家を1日借りたいとき、「予算がないのですが、お礼として庭の草刈りをさせてください」と交渉します。カフェイベントを開きたいとき、手作りお菓子を誰かに食べてほしいと思っている人に「場所を提供するので、一緒に1日カフェをやってみませんか」と相談します。

興味深いことに、人によって報酬と思うものは違います。夢やアイデアを実験する機会を得ること、学ぶこと、つながりをつくること、アドバイスがもらえること、宣伝や広報など、報酬は多様です。私は、地域の歴史やおしゃれスポットのガイドをしてもらうことや、海鮮やフルーツで謝礼の一部を受け取ることもあ

忘れられない報酬いろいろ
studio-Lがいただいたお礼たち

日本全国の事業に関わるため、関係者や参加者から「お世話になりました」というお礼と共に、お金ではないモノやコトをいただくことがある。筆者たちにとってはその気持ちも報酬の一部。

うに（釜石市）

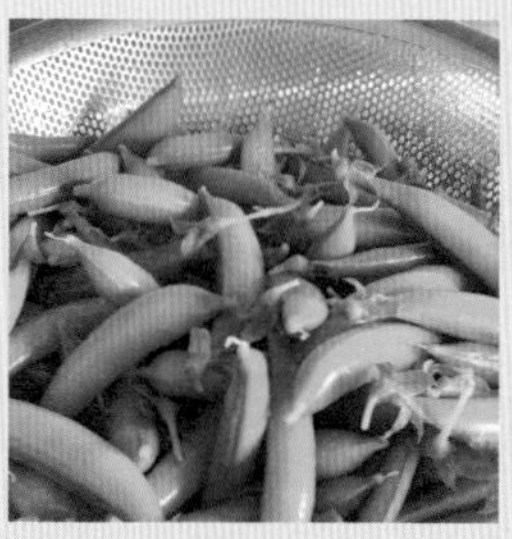

とれたてのスナップエンドウ（猪苗代町）

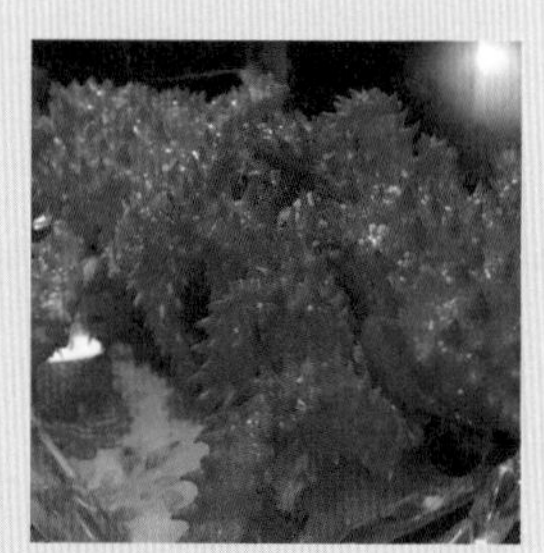

花咲ガニ（根室市）

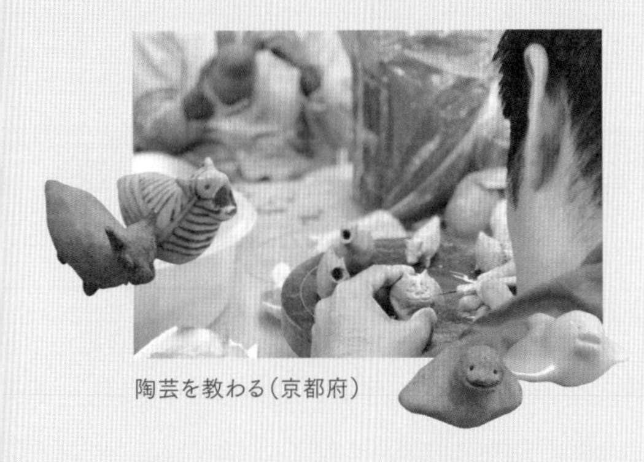

陶芸を教わる（京都府）

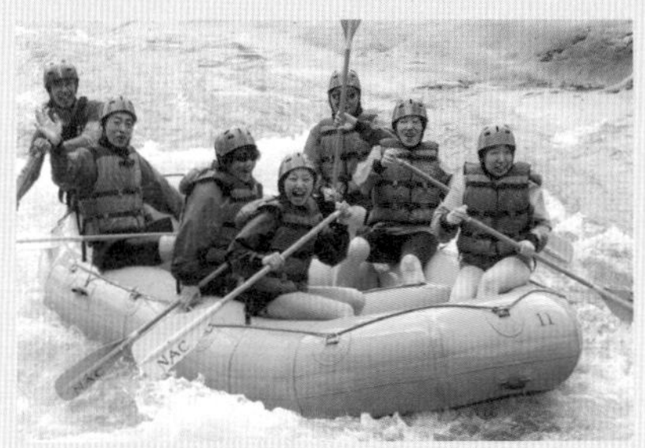

やったことのない経験ができる（北海道）

ります。「この部分の予算はないけれど、あなたの力を借りたい。お礼は野菜や、私があなたに協力することなどで返したい」という気持ちで、協力者を探しましょう。感謝の気持ちを声に出して伝えることも忘れずに。

一方で、時間とスキルを使って仕事をしてもらったときに、きちんとお金で報酬を支払うことももちろん大切です。お金をかける部分と、お金以外の何かと交換できる部分を整理して、「おたがいさま」と感じられるつながりをつくります。

勤務先や組織を説得するときには、時間と空間の幅を広げて語ることをおすすめします。長期的に見てメリットがある、現在の領域と異なる幅広い領域にアプローチするという言い方で、組織の目的に合致していることを示せば、説得力が増すでしょう。

参加者がお花やお菓子を持ち寄って
ワークショップが華やかになることも。
楽しい・おいしい体験と共に、そんな
関係性が参加者にとって報酬になる。

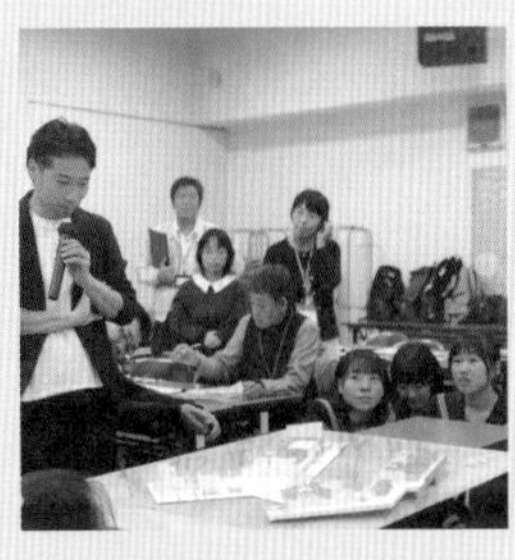

柳井市のワークショップの様子

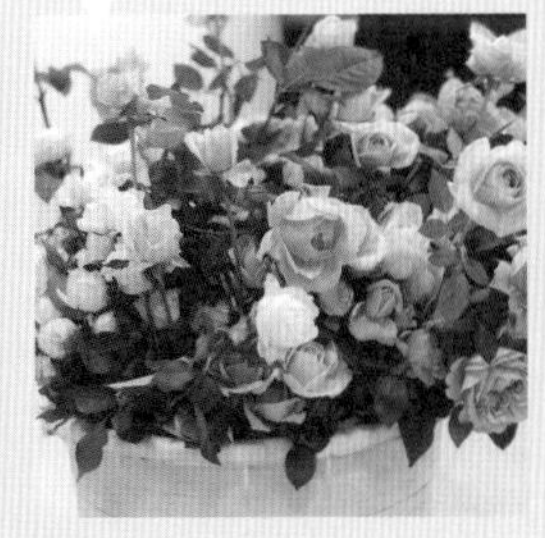

樽入りのバラの花たち

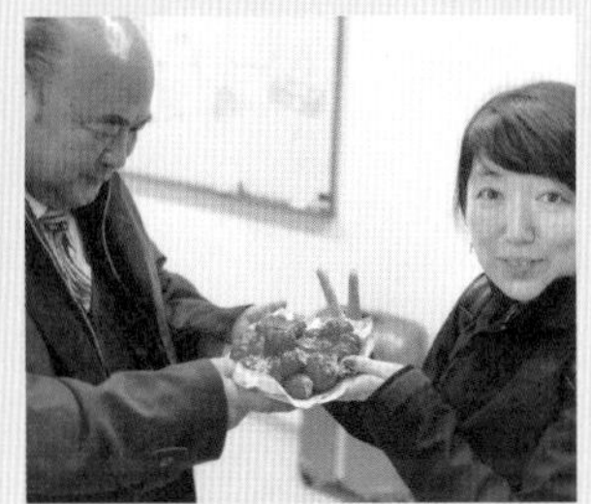

いちご

Q2 訪問看護ステーションの非営利事業としてカフェをやっていますが、開催回数を重ねても参加者が増えず、つらくなってきました。

A 原点に帰って、誰のための何のカフェだったのか、自分たちの中にカフェを主催する楽しさはあるのか、ふりかえりましょう。

もしかしたら、ほかの地域の取り組みをそのまま真似していませんか？　風土も住んでいる人も異なる地域で、いいなと思った事例をそのままコピーするのは危険です。さまざまな地域のカフェのいいなと思った部分を集めて、主催者が楽しいこと、世の中にとって正しいと思うことをかけあわせて、企画として絞り出すひと手間が必要です。

栄養講座や介護予防講座なども大切ですが、まずは、カフェに来た人の言葉にじっくりと耳を傾けましょう。この人になら話しかけてもよさそうだと思えるように、ひまそうにすることがポイントです。どうすれば自分がひまそうに見えるのか、全身が見える鏡で確認します。

誰かが話しかけてくれたら、飲み物や室温、座り方、いすなど相手が心地よく過ごせるように配慮しましょう。相談したくて来ているとは限らないため、質問攻めにしたり、指導したりしてはいけません。同じ人間として接するのがいちばん心地よいものです。

むしろ現場で出会う人たちは皆「先生」だと思った方がいいのです。「一緒にやりませんか？」と誘って、カフェの運営を手伝ってもらいましょう。すべてを1人で背負わずに、現場のあらゆる要素から「教えてもらう気持ち」を持つことこそが、相手の「教えたくなる気持ち」を誘発して相乗効果を生み出します。

相手と話した後は、違和感や驚き、疑問や「面白い！」という肯定的な感覚を文字、絵、ダイアグラムなどで記録し、次のプロジェクトのネタをしっかり収集しましょう。

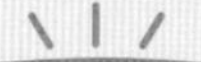

カフェから住民参加の場へ
鹿追町「ここから実験室」

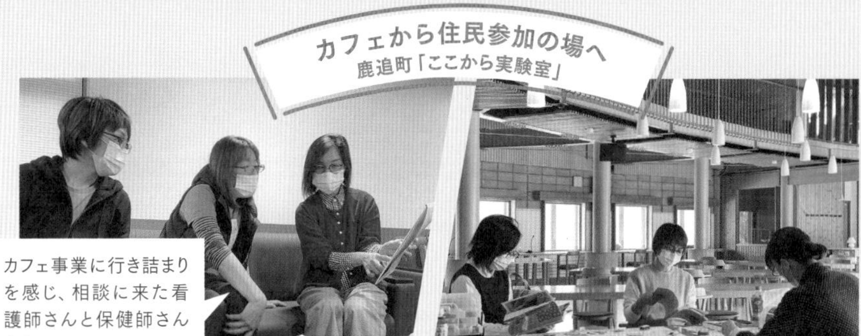

カフェ事業に行き詰まりを感じ、相談に来た看護師さんと保健師さんたち。

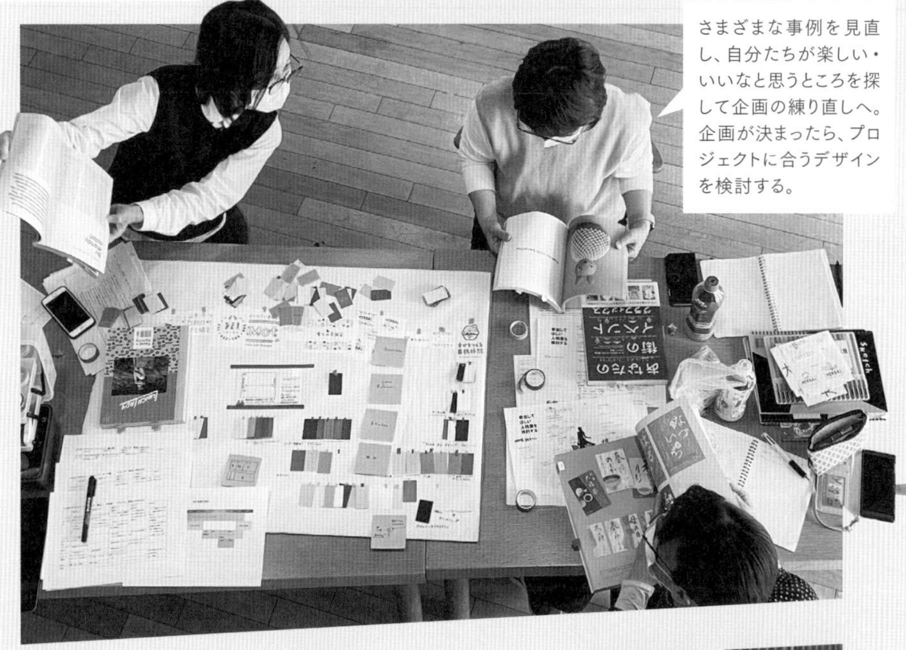

さまざまな事例を見直し、自分たちが楽しい・いいなと思うところを探して企画の練り直しへ。企画が決まったら、プロジェクトに合うデザインを検討する。

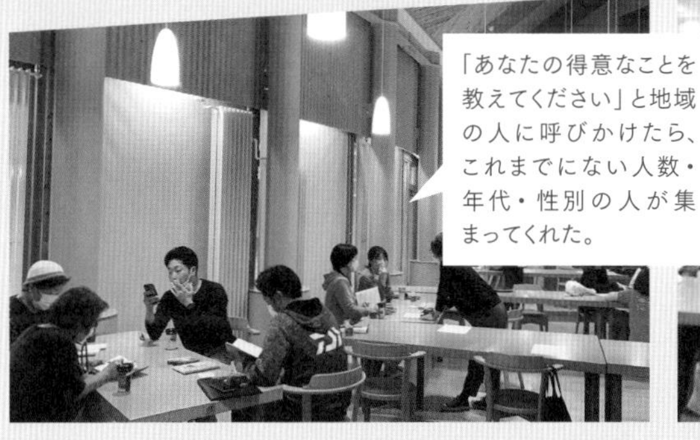

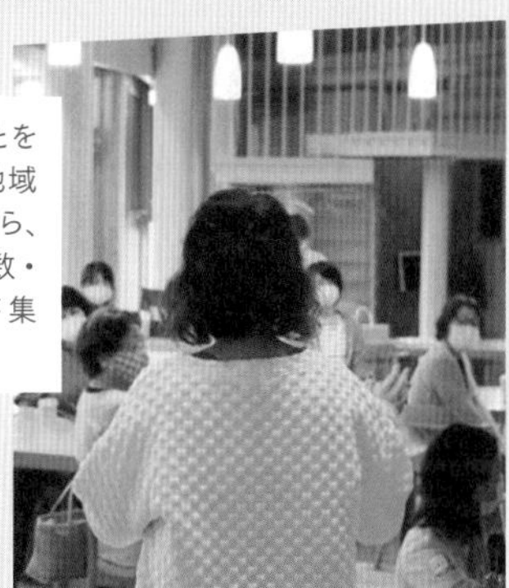

「あなたの得意なことを教えてください」と地域の人に呼びかけたら、これまでにない人数・年代・性別の人が集まってくれた。

Q3 チラシのデザインやネーミングなどのセンスがありません。どうしたらいいですか。

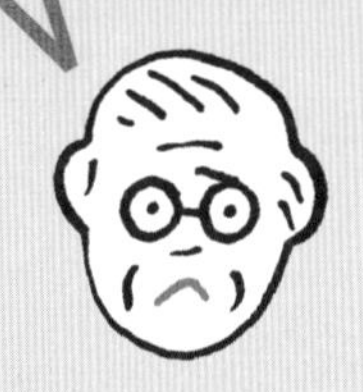

A よいものをたくさん見る、集める、分類する、真似してみる。このプロセスでセンスを磨きます。

まず美術館に行き、好きだなと思うチラシを集めましょう。季節ごとにチラシは変わるので、定期的に収集します。美術館がなければインターネットで集めます。集めたチラシは色別に分類してファイリング。チラシが対象としている人を分析し、傾向をつかみます。あなたが広報したい対象者像のチラシを見つけたら、真似して作ってみましょう。手描きでもWordでもOK。真似しても内容が異なるため、だんだんオリジナルなデザインになっていきます。

もし予算があるならこうしたデザインを持参してデザイナーと打ち合わせ。デザイナーは感動して、きっとあなたの思いをくみ取ったデザインをしてくれるはずです。

英語やカタカナのネーミングは一見おしゃれに見えますが、何をしているかわからず来る人を不安にさせることもあります。伝えたいことは明確か、主催者の人間性に合っているか、なじみのある言葉だけど新しく聞こえて覚えやすいものはないか、仲間と話し合いましょう。その後、受け入れやすいか、覚えやすいか、理解できるかなどを、地域の人たちに聞いてみましょう。空き店舗を使うときは、営業当時の名前を継承するのも1つの手です。子どもでも読めるようにひらがなにするのもいいですし、公募するのも話題性があっていいことです。

足を使い、心を使い、チームワークを育てる。こうして仲間や応援団を増やしながら、自分ができることを積み重ねていくことが、デザインのセンスを磨きます。

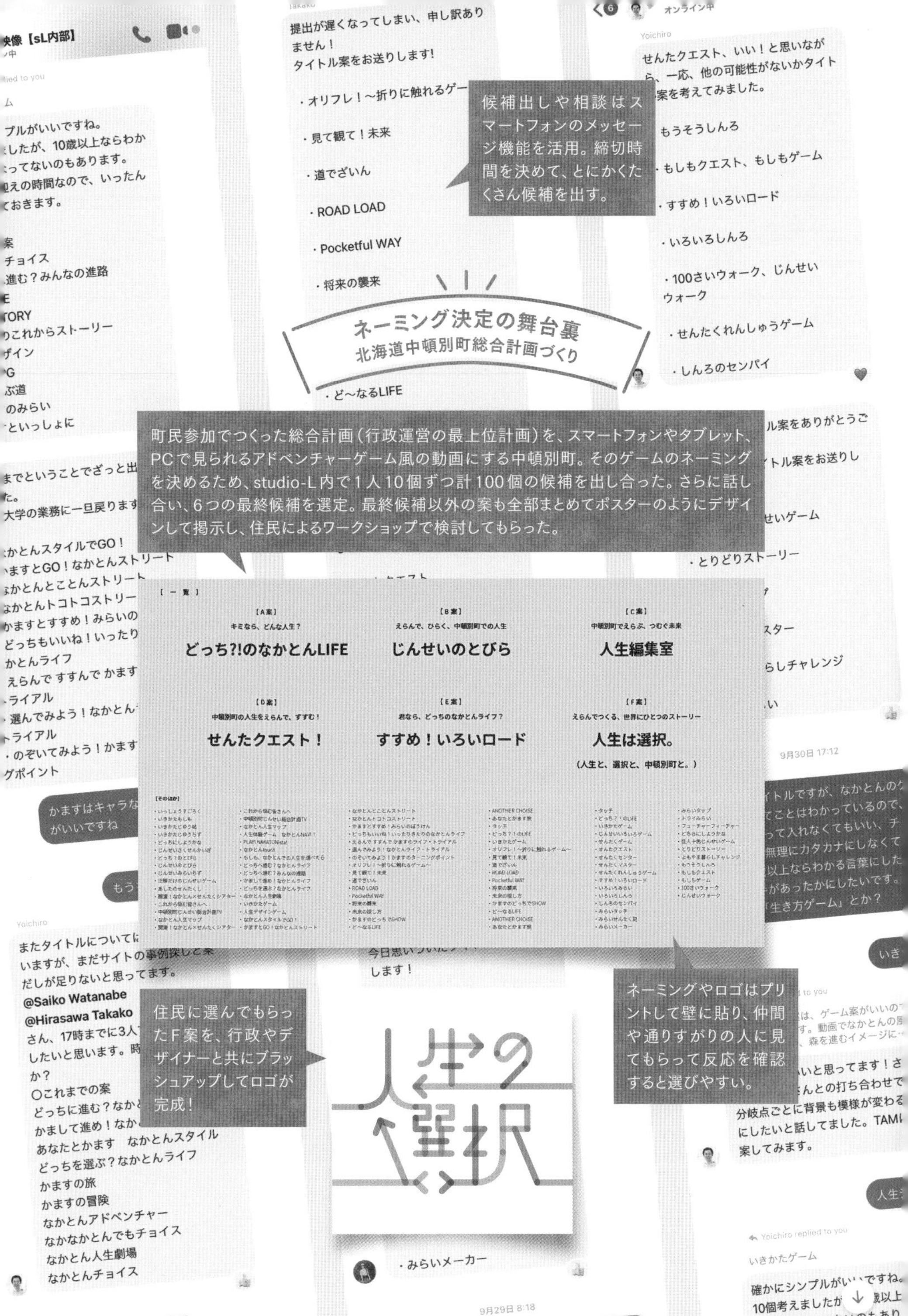
ネーミング決定の舞台裏
北海道中頓別町総合計画づくり
町民参加でつくった総合計画（行政運営の最上位計画）を、スマートフォンやタブレット、PCで見られるアドベンチャーゲーム風の動画にする中頓別町。そのゲームのネーミングを決めるため、studio-L内で1人10個ずつ計100個の候補を出し合った。さらに話し合い、6つの最終候補を選定。最終候補以外の案も全部まとめてポスターのようにデザインして掲示し、住民によるワークショップで検討してもらった。
候補出しや相談はスマートフォンのメッセージ機能を活用。締切時間を決めて、とにかくたくさん候補を出す。
住民に選んでもらったF案を、行政やデザイナーと共にブラッシュアップしてロゴが完成！
ネーミングやロゴはプリントして壁に貼り、仲間や通りすがりの人に見てもらって反応を確認すると選びやすい。
【一覧】
【A案】 キミなら、どんな人生？ どっち?!のなかとんLIFE
【B案】 えらんで、ひらく、中頓別町での人生 じんせいのとびら
【C案】 中頓別町でえらぶ、つむぐ未来 人生編集室
【D案】 中頓別町の人生をえらんで、すすむ！ せんたクエスト！
【E案】 君なら、どっちのなかとんライフ？ すすめ！いろいロード
【F案】 えらんでつくる、世界にひとつのストーリー 人生は選択。（人生と、選択と、中頓別町と。）
人生の選択
提出が遅くなってしまい、申し訳ありません！
タイトル案をお送りします！
・オリフレ！〜折りに触れるゲー
・見て観て！未来
・道でざいん
・ROAD LOAD
・Pocketful WAY
・将来の襲来
・ど〜なるLIFE
せんたクエスト、いい！と思いながら、一応、他の可能性がないかタイトル案を考えてみました。
もうそうしんろ
・もしもクエスト、もしもゲーム
・すすめ！いろいロード
・いろいろしんろ
・100さいウォーク、じんせいウォーク
・せんたくれんしゅうゲーム
・しんろのセンパイ
・みらいメーカー
9月29日 8:18
せんたクエスト、イイ！
9月27日 16:43
9月30日 17:12
確かにシンプルがいいですね。

空間がなぜかごちゃごちゃしてしまいます。かっこよくする方法はありますか？

A シンプルでいいなと思う空間の写真を書籍や雑誌からコピーしてファイリングします。100種類くらい集めたら、現状の空間の写真を撮ります。理想の空間のコピーとその写真を見比べて、現状の写真で理想と違うと思うものに×を付けて片づけていきます。何度もやるうちに、あなたなりのシンプルで快適な空間が育っていきます。

空き家や空き店舗を活用する場合は、改装できればいちばんですが、できないときは、たとえばインテリアや雑貨、食器などを木や陶器など自然素材でまとめるといいでしょう。お金をかけなくても、ご近所に聞いて歩けば譲ってくれる人がたくさんいますし、リサイクルセンターなども活用すれば、1ヵ月もしないうちにすべて揃うことでしょう。カーテンは空間に占める面積が大きいため、慎重に選びます。ソファにクッションをたくさん置けば、居心地のいい雰囲気になります。家電製品は統一が難しいので、たとえばエアコンに木のルーバーを取り付けたり、暖房器具はデザイン性の高いストーブを選んだりします。冷蔵庫など大型家電はロールスクリーンなどで目隠しをします。日曜大工や裁縫が得意な人たちの手を借りながら、少しずつ空間を整えていきます。

飾り過ぎないことも大切です。入口に暖簾を付けたくなりますが、そこはぐっと我慢。トイレットペーパーホルダーにもカバーを付けたくなりますが、そこもぐっと我慢。椅子にも座布団を付けたくなりますが、さらにぐっと我慢して、できるだけシンプルに。陶器やガラスの花器に活けられた花や鉢植えがあれば、より素敵な空間となるでしょう。

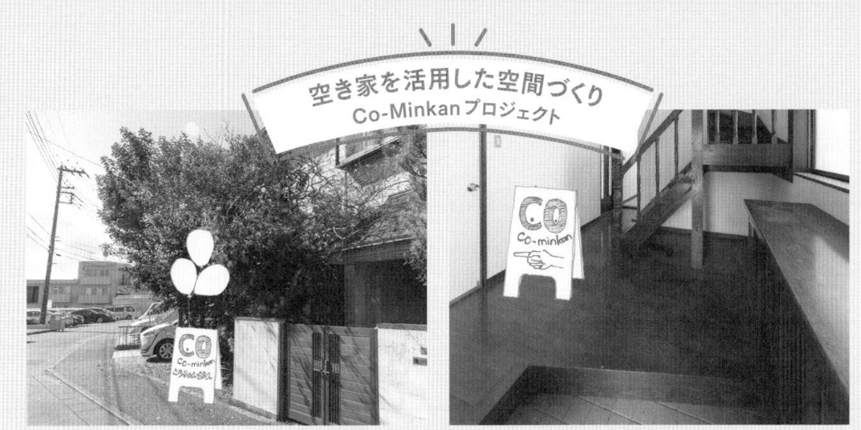

住宅街の中の空き家を借りて、事業説明会を「キックオフパーティー」として開催した。住宅街は雰囲気がよいが迷いやすいので、会場の外に目立つ看板を置いた。

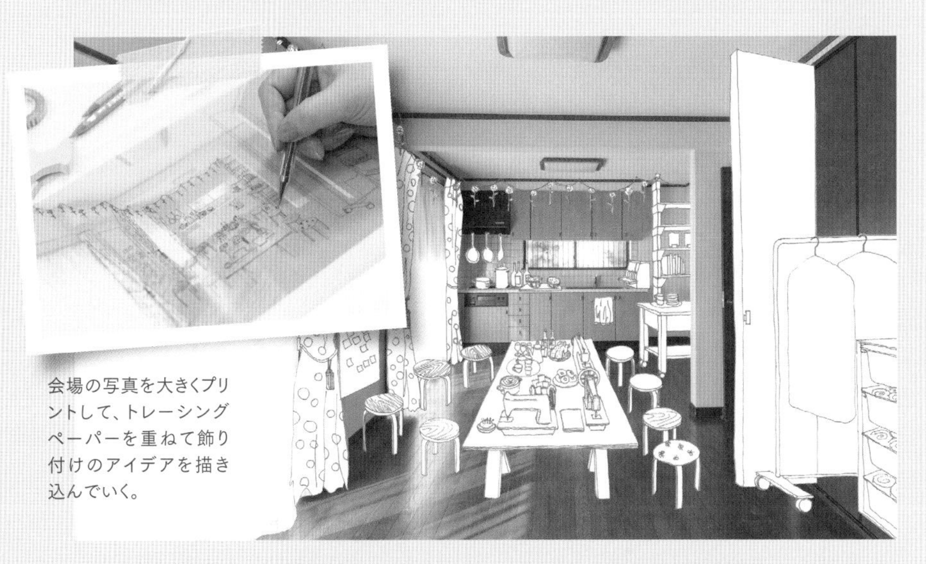

会場の写真を大きくプリントして、トレーシングペーパーを重ねて飾り付けのアイデアを描き込んでいく。

自分好みのインテリアが載っている参考図書を集めよう

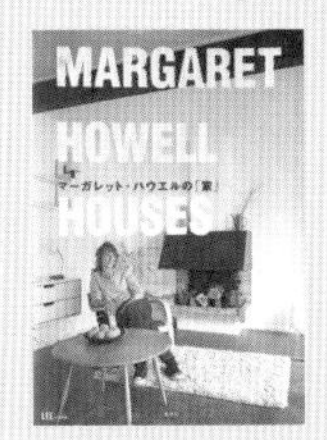

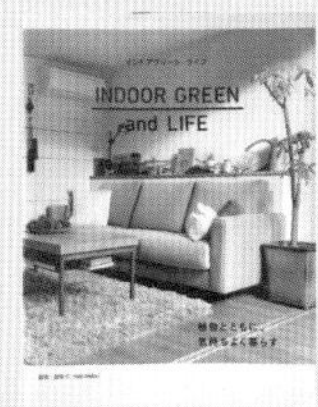

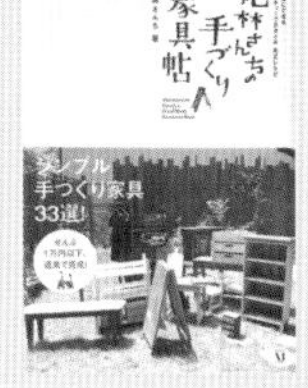

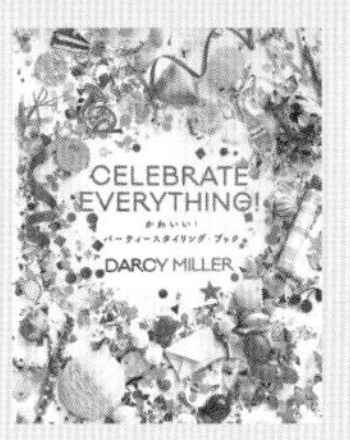

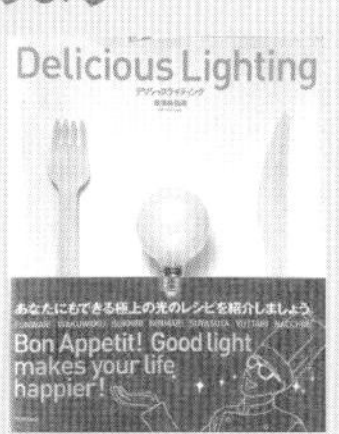

筆者の場合、誰もがリラックスできて、ほっとする空間の本を集めようと思ったら、実際に生活している家の本ばかりになった。インテリアだけでなく、照明や室内の観葉植物、季節ごとの演出ができる本を集めると、日常からイベントの演出まで対応できるので便利。

Q5 ワークショップや会議がいつの間にかギスギスして、クリエイティブな話し合いになりません。どうしたらいいですか？

A クリエイティブな話し合いには準備が欠かせません。友達と外出してどこで何を食べようか考えるように、イメージを膨らませましょう。

準備するのは会場・インテリア・タイムテーブル・デザインです。会場は、カフェの個室や公園など、話し合いのテーマに合わせた場所を選びます。温度、明るさや暗さ、声の聞こえやすさ、においや景色などにも気を配り、場をデザインします。たとえ会議室でも、楽しいグッズを置いて和やかな雰囲気につなげます。

タイムテーブルは、集合から解散までの時間配分です。話し合うことを整理し、休憩時間も含めて細かく作成します。人が集中して話し合えるのは2〜3時間です。説明はできるだけ簡潔に、発想したり対話したりする時間をたっぷりとりましょう。

配布資料はそれまで準備したものに合わせてデザインします。手の届くところに書籍などアイデアを刺激する資料や、模造紙など意見をまとめる枠となるツールを準備しましょう。

ギクシャクせず話し合うために、「Yes, andで話す」など話し合いのルールを参加者同士で決めます。ルールから外れそうなときは、笑いも取れる便利な「リマインドツール」をさっと視界に入れましょう。厚紙やシールにルールを書いて、ペンやコップに貼り付けたり、風船に付けて会場に浮かせたり。スタッフTシャツに書くのもいいですね。

意見が食い違い、雰囲気が悪くなりそうな気配を感じたら、ティータイム！　季節に合わせた飲み物と、ほっとできて糖分がしっかり摂れるおやつで、一息つきます。

限られた時間の中でお互いの意見を出し合い、まとめていく作業には、きめ細やかに対応するスタッフのチームワークが必要です。対面なら参加者5〜7人に対してスタッフ1人、オンラインなら参加者4人に対して1人のスタッフが対応します。

話し合いのルールを楽しく伝える リマインドツールたち

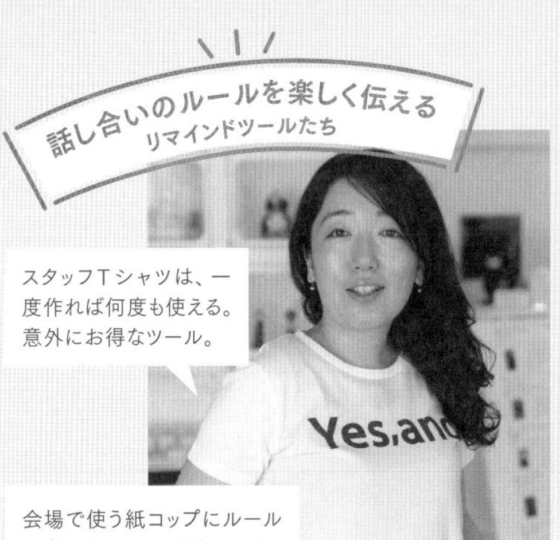

スタッフTシャツは、一度作れば何度も使える。意外にお得なツール。

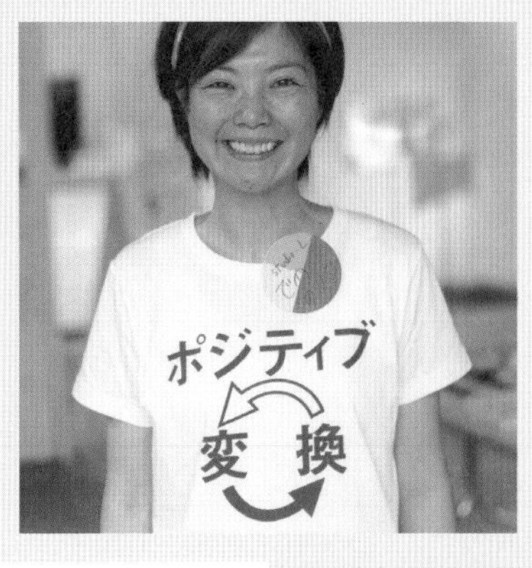

会場で使う紙コップにルールを書いたシールを貼ってリマインド。低予算で用意でき、何種類か用意すれば自分のコップの目印にもなる。

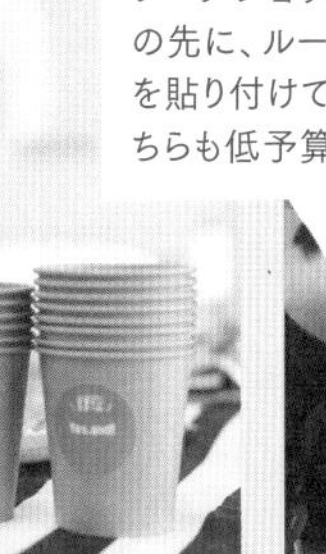

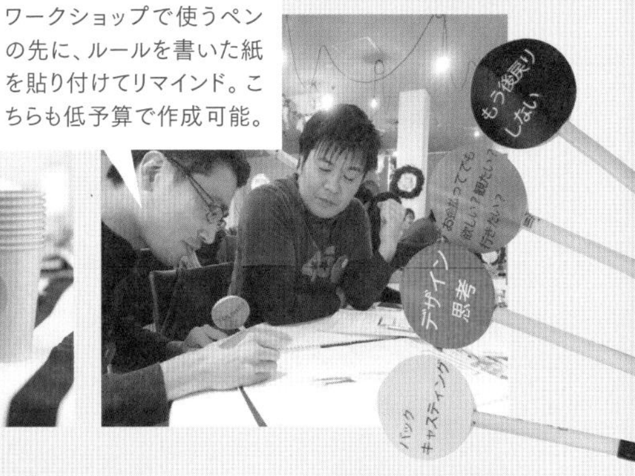

ワークショップで使うペンの先に、ルールを書いた紙を貼り付けてリマインド。こちらも低予算で作成可能。

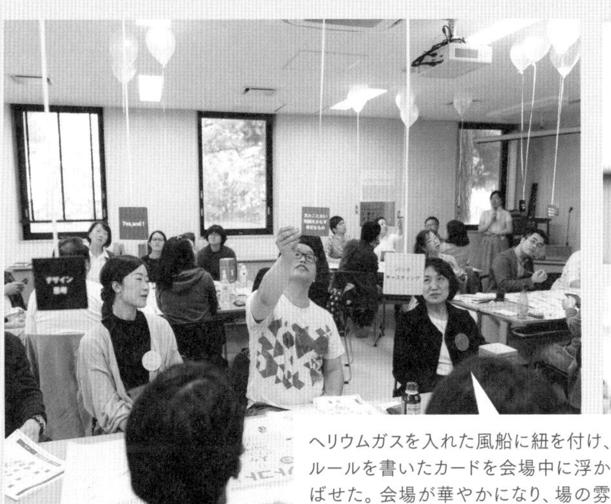

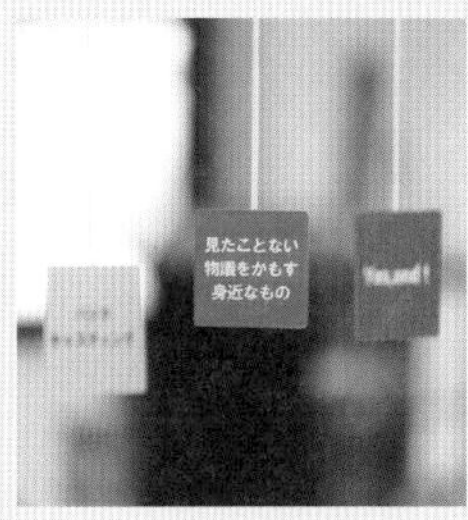

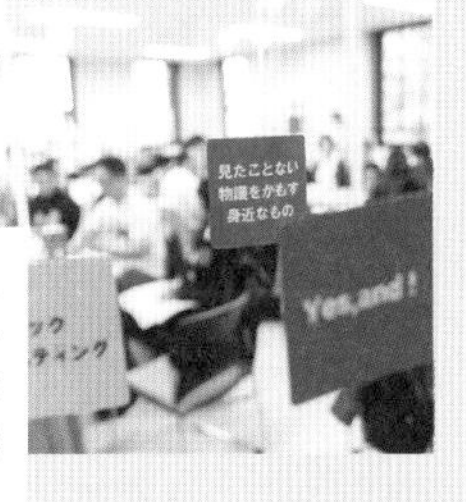

ヘリウムガスを入れた風船に紐を付け、ルールを書いたカードを会場中に浮かばせた。会場が華やかになり、場の雰囲気も和むが、風船が会場の外に飛んでいってしまわないよう要注意。

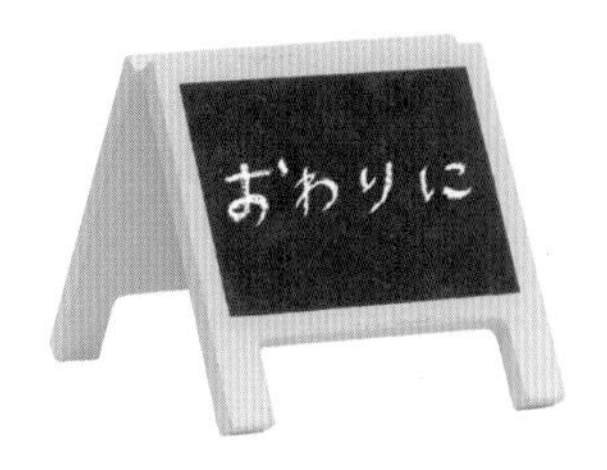

今日も私は、ケアする人とデザインする人がもっとうまく出会えるといいなと思いながら、日本のどこかで働いています。

ケアの現場では、「即効性があるもの」「科学的なエビデンス」「効率的なもの」が追い求められる一方で、「地域の情報が足りない」という声もよく聞きます。「正論だけで住民参加につながらない」という状況も見てきました。ケアの現場に足りないものを見つけるためには、きっとデザインが役に立ちます。長年まちづくりの現場にいるので、コーヒーのいい香りや「楽しい！」が参加を促すことを実感しているのです。

本書のテーマは、参加のためのプロジェクトデザインです。参加は奥が深いもので、人と人が出会うことも大切ですが、自分が世の中と出会うことも必要です。特にChapter 1は、ケアする人とケアされる人の従来の出会い方をほぐして、お互いに相手を知ろうとし、学び合い続けることに重点を置いて書きました。「かわいい」「ゆるい」という言葉を使っていますが、親しみやすさから共感を生み出すための私なりの方法です。

いざやってみると、プロジェクトデザインは、地域も参加者も毎回異なるため、毎日が試行錯誤です。新しいことに挑戦する際は、「撃ってから狙え」と山崎亮さんは言います。その心は「計画に時間をかけずにまずはやってみて、反応を見ながら次の計画を立てた方がよい」ということ。行き詰まったときには、自分が何に心を動かされてこのプロジェクトに取り組んでいるのかをふりかえることも必要でした。これは「志のないやつは去れ」という、20年前からお世話になっている関満博先生の言葉が教えてくれたことです。実用的な言葉を贈ってくれた2人の恩師に心からの感謝を捧げます。

最後にこの本は、仏のように微笑しながら神業の編集をしてくれた医学書院の栗原さん、忍耐強くかつ面白がって細部の細部まで美しくデザインをしてくれた金子さんがいなければ、ずっとお蔵入りの原稿だったと思っています。また医学書院の皆さまのご尽力に支えられ、studio-Lの仲間たちがどんなプロジェクトでも面白がって取り組んでくれたからこそ、1冊にまとめることができました。皆さまの貴重なお時間を割いてくださり、感謝しかありません。ありがとうございました！　最後に、いつも待っていてくれる娘といつも助けてくれる両親と妹たちにも心から感謝しています。

2021年12月

西上ありさ

引用文献

＊1　坂口ナオ(2020).キーワードは「楽しさ」と「あそび心」－おいおい老い展に学ぶ、介護の未来を変える「共感の力」とは. LIFULL介護 tayorini.
https://kaigo.homes.co.jp/tayorini/interview/studio-L/　[2021.11.16閲覧]

＊2　パウロ・フレイレ/三砂ちづる(1979/2018). 被抑圧者の教育学　50周年記念版. 亜紀書房, 145.

＊3　四方田犬彦(2006).「かわいい」論. 筑摩書房, 68.

＊4　犬山秋彦, 杉元政光 (2012). 第8章 本書語り下ろし 特別インタビュー, その2 僕の好きだったゆるキャラはもういない みうらじゅん. ゆるキャラ論－ゆるくない「ゆるキャラ」の実態. ボイジャー, 339-369.

＊5　ジョン・ラスキン/川端康雄(1853/2011).ゴシックの本質. みすず書房.

＊6　パウロ・フレイレ/里見実, 楠原彰, 桧垣良子(1967/1982). 伝達か対話か－関係変革の教育学. A.A.LA教育・文化叢書 6. 亜紀書房, 220.

＊7　ジェームス・W・ヤング / 今井茂雄(1940/1988). アイデアのつくり方. CCCメディアハウス, 28.

＊8　Osborn, A. F. (1953). Applied Imagination: Principles and Procedures of Creative Problem Solving. Charles Scribner's Sons.

＊9　Arnstein, S. R. (1969). A Ladder of Citizen Participation. JAIP, 35(4), 216-224.

＊10　総務省(2021). 令和2年度 情報通信メディアの利用時間と情報行動に関する調査.
https://www.soumu.go.jp/main_content/000765258.pdf　[2021.11.14閲覧]

＊11　OECD(経済協力開発機構)/文部科学省ほか(2019/2020). OECD ラーニング・コンパス(学びの羅針盤)2030　仮訳.
https://www.oecd.org/education/2030-project/teaching-and-learning/learning/learning-compass-2030/OECD_LEARNING_COMPASS_2030_Concept_note_Japanese.pdf　[2021.11.16閲覧]

参考文献

◉神野直彦 (2010).「分かち合い」の経済学. 岩波書店

◉矢島新 (2019). ゆるカワ日本美術史〈ヴィジュアル版〉. 祥伝社.

◉樋栄ひかる (2006). YES, andで、すべてはうまくいく!. 幻冬社.

◉穐山貞登(1967). デザインと心理学－デザイン・人間・社会. SD選書 鹿島出版会.

◉ちょんせいこ (2007). 人やまちが元気になるファシリテーター入門講座－17日で学ぶスキルとマインド. 解放出版社.

◉関満博 (2005). 全国優秀中小企業から学べ!　ニッポンのモノづくり学. 日経BP.

◉山崎亮 (2016). コミュニティデザインの源流 イギリス篇. 太田出版.

◉秋山正子 (2021).「暮らしの保健室」ガイドブック－「相談/学び/安心/交流/連携/育成」の場. 日本看護協会出版会.

◉牧野篤 (2020). 人生100年時代の多世代共生－「学び」によるコミュニティの設計と実装. シリーズ超高齢社会のデザイン, 東京大学出版会.

◉Miller, D. (2017). Celebrate Everything!: Fun Ideas to Bring Your Parties to Life. William Morrow.

◉Smith, K. (2008). How to Be an Explorer of the World: Portable Life Museum. Penguin Random House UK.

◉アウグスト・ボアール/里見実 (1979/1984). 被抑圧者の演劇. 晶文社.

◉オットー・フリードリッヒ・ボルノウ/大塚恵一, 池川健司, 中村浩平 (1963/1978). 人間と空間. せりか書房.